AF459682

CONTRIBUTION A L'ÉTUDE

DE

L'ANTAGONISME EN PATHOLOGIE

ET SPÉCIALEMENT DE

L'Antagonisme de la Fièvre typhoïde
et de la Tuberculose

Td[10]
94

CONTRIBUTION A L'ÉTUDE

L'ANTAGONISME EN PATHOLOGIE

L'Antagonisme de la Fièvre typhoïde
et de la Tuberculose

LYON

BIBLIOTHÈQUE R.F.

CONTRIBUTION A L'ÉTUDE

DE

L'ANTAGONISME EN PATHOLOGIE

ET SPÉCIALEMENT DE

L'Antagonisme de la Fièvre typhoïde et de la Tuberculose

DÉPOT LÉGAL
Rhône
n° 361
1883

PAR LE DOCTEUR

ADRIEN JANEZ

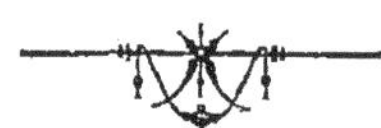

LYON

IMPRIMERIE A. WALTENER ET Cie

14, Rue Belle-Cordière, 14

1883

PRÉFACE

C'est avec une profonde [illegible] en nos [illegible] que nous [illegible] un semblable sujet, hérissé, suivant nous, d'innombrables difficultés. Les [illegible] de la science et des progrès [illegible] ne sont pas encore [illegible] cette question d'une [illegible] restent encore [illegible] à chaque [illegible]

[illegible]

PRÉFACE

C'est avec une profonde défiance en nos propres forces que nous abordons un semblable sujet, hérissé, suivant nous, d'innombrables difficultés. Les nombreux travaux de la science et ses progrès incessants ne sont pas encore parvenus à éclairer cette question d'une vive lumière: bien des inconnues restent encore dans l'ombre, et c'est presqu'à chaque pas qu'on se trouve arrêté, dans cette étude, par des problèmes dont la solution restera malheureusement douteuse pendant de longues années. C'est pourquoi nous nous permettrons, au début de ce modeste travail, d'invoquer la bienveillance de nos juges, les priant de tenir compte des efforts que nous avons dû faire pour arriver aux conclusions que nous indiquerons à la fin de notre dissertation.

Nous nous proposons d'étudier l'antagonisme en pathologie; toutefois, comme les limites assignées à notre travail ne nous permettent pas de passer en revue toutes les affections pour lesquelles l'antagonisme a été invoqué, nous nous occuperons simplement des principaux cas dans lesquels, il a paru le plus nettement s'affirmer; nous les discuterons et nous verrons ce qu'on doit penser aujourd'hui de cette question.

Cependant, comme il nous a semblé plus profitable de traiter d'une manière plus complète un de ces cas d'antagonisme que de les effleurer tous, nous nous sommes arrêté davantage au chapitre de l'antagonisme de la Dothiénenterie et de la Tuberculose qui constitue à lui seul une partie importante de notre thèse.

Ce sujet nous a été inspiré par M. le professeur agrégé Laure, dont la bienveillante attention ne nous a jamais fait défaut dans le cours de cette étude. Sa connaissance très approfondie des langues anglaise et allemande, ses encouragements dans nos moments de défaillance, et ses conseils savants et expérimentés nous ont été d'un puissant secours pour l'édification de notre travail. Nous tenons à lui exprimer hautement nos plus sincères remerciements.

Que M. le professeur Teissier qui a bien voulu accepter la présidence de cette thèse reçoive ici l'expression de notre vive gratitude.

PREMIÈRE PARTIE

De l'Antagonisme

L'antagonisme de αντι contre αγονιζομαι je combats, rappelle l'idée de lutte, de conflit, c'est le fait de deux agents, de deux forces de sens contraire qui, en opposition l'une à l'autre, arrivent à se neutraliser ou à s'exclure.—Quand on le considère dans son acception la plus générale, on ne tarde pas à s'apercevoir que tout dans la nature ne subsiste que par antagonisme; c'est la loi qui régit deux corps qui s'attirent en raison directe de leur masse et en raison inverse du carré des distances; ce sont les lois de Newton sur la gravitation, c'est cette autre loi de physique en vertu de laquelle les volumes occupés par les gaz sont en raison inverse des pressions qu'ils supportent, le volume et la pression sont ici les deux éléments antagonistes. C'est encore, dans un autre ordre d'idées le *fait* de certaines espèces animales qui ne subsistent qu'aux dépens de certaines autres, etc.. Les *exemples* d'antagonismes abondent dans les sciences (Cosmographie, Physique, Histoire naturelle, Thérapeutique, etc.) Toutefois, le rapide coup d'œil que nous nous proposons de jeter sur cette question sera moins étendu; nous plaçant à un point de vue moins général, nous nous contenterons d'étudier l'antagonisme en médecine, et laissant le côté thérapeutique de la question, nous examinerons seulement s'il y a des maladies qui s'excluent ou se limitent réciproquement. Ce qui revient à dire que nous ne nous occuperons ici que de quelques cas d'antagonisme en pathologie.

Lorsqu'on consulte les ouvrages classiques, on est étonné du peu de documents qu'on y rencontre. Plusieurs auteurs, quoique très recommandables, n'en font même pas mention, et parmi ceux qui en parlent, on n'en trouve pas qui le définissent nettement.

Cependant, l'idée d'antagonisme en médecine remonte à la plus haute antiquité; nous lisons, en effet, dans le *Dictionnaire* de Dechambre, à l'article *antagonisme*, que : « dans l'épidémie de l'Attique, Thucidide signala la disparition de tout autre maladie pendant l'épidémie, et l'immunité acquise par une première atteinte. Bordeu (*Œuvres complètes*, t. 2, p. 838) indique aussi très nettement l'exclusion d'une maladie par une autre : « duobus doloris simul abortis, vehementior obscurat alterum. »

Pour Boudin, l'antagonisme serait le principe en vertu duquel certaines diathèses et certaines affections confèrent à l'organisme une immunité plus ou moins prononcée contre un ordre donné de manifestations pathologiques.

Littré et Robin (*Dict. de Nysten*, 10e édit.) donnent aussi leur définition : c'est pour eux la condition qui fait que, dans un même pays, certaines maladies sont exclusives de certaines autres.

Chomel (*Path. gén.*, 1863) en parle en termes assez vagues : « S'il est des conditions qui prédisposent à la maladie, il en est un certain nombre qui tendent à en préserver. » Comme on le voit le mot d'antagonisme n'est pas même prononcé.

Mais un des auteurs qui a le plus insisté sur l'antagonisme, celui qui l'a développé jusqu'au point d'en faire un système des plus exagéré, c'est certainement Hahnemann (*Etudes homœopathiques*. Nous allons citer textuellement : « L'organisme, en sa qualité « d'unité vivante ne peut admettre à la fois deux af- « fections dynamiques semblables, sans que la plus « faible soit obligée de céder à la plus forte. » (*Esprit de doctrine,* p. 272.)

« L'organisme réagit avec un antagonisme vital « pour, en qualité de tout vivant et clos de toute « part, se débarrasser de la modification maladive « et la laisser s'éteindre en lui, quand il vient à « être saisi d'une autre affection semblable plus « forte. (p. 277.)

« L'unité de la vie des organes et leur concours « dans un but commun ne permettent pas que deux « effets produits par des stimulations générales con-

« tre nature puissent exister ensemble et simultané-
« ment dans le corps de l'homme.

« C'est uniquement, par cette propriété que les « médicaments peuvent guérir les maladies, c'est-à-« dire éteindre l'irritation morbide en lui opposant « une contre irritation appropriée (*Idem*). » Ces dernières lignes renferment en elles tout le principe de la dérivation et de la divulsion.

Hunter (t. 1er, p. 359) professe également le principe de l'antagonisme lorsqu'il écrit : « L'économie « ne peut être en même temps le siège que d'une « seule action spécifique; deux actions ne peuvent « exister en même temps dans la même partie ou la « même constitution. »

Nous ne saurions terminer ce très court historique de la question, sans rapporter ici la définition de Monneret. Pour ce pathologiste distingué, « l'antagonisme est la faculté donnée à l'organisme, soit par le milieu ambiant, soit par une affection actuelle ou passée de résister aux atteintes d'une autre affection.» —On peut encore le définir en disant que « c'est l'incompatibilité qui existe entre deux affections et qui a été créée par une première atteinte de l'une d'elles. »

Nous ajouterons, pour compléter cette excellente définition que certaines affections, telles que la variole et la syphilis, se limitant à une première atteinte, jouissent de la propriété de s'exclure, de se faire antagonisme à elles-mêmes, au moins pendant quelque temps. Ce sont ces faits que quelques auteurs ont désigné sous le nom de auto-antagonisme.

Antagonisme entre la fièvre intermittente et la fièvre typhoïde

L'antagonisme entre la fièvre intermittente et la fièvre typhoïde a été surtout affirmé par Boudin, dans une lettre qu'il écrivait à l'Académie de Médecine en 1841. — Voyons sur quelles observations reposait cette affirmation.

Boudin avait remarqué que les soldats arrivés en Algérie, venant de France, d'un pays où régnait la fièvre typhoïde, continuaient à présenter pendant un certain temps des affections typhiques, et que pendant tout ce temps qui pouvait varier de 4 ou 8 mois ils étaient réfractaires aux accidents paludéens. — Faisant l'observation inverse, il avait vu que les militaires partis d'Afrique et qui arrivaient en France, dans une région où régnait la fièvre typhoïde, continuaient également pendant un certain temps à présenter des accidents intermittents de moins en moins fréquents et que ce n'était qu'après ce temps qu'ils devenaient aptes à contracter la dothiénentérie.

Parti de ces faits régulièrement observés, Boudin (1) concluait énergiquement à l'antagonisme des

(1) Boudin, médecin en chef de l'hôpital militaire de Marseille, lettre sur l'immunité dont jouissent les militaires de l'armée d'Afrique, contre la fièvre typhoïde qui règne dans la garnison de cette ville, adressée à M. le président de l'Académie de médecine, 1841, séance du 14 décembre.

deux affections, antagonisme qu'il affirmait ainsi qu'il suit dans sa lettre à l'Académie :

« Je viens aujourd'hui appeler l'attention de l'Aca-
« démie sur un phénomène remarquable, celui de la
« persistance de l'immunité chez les individus arrivant
« d'un pays à fièvres intermittentes, dans une localité
« où dominent les affections typhoïdes et pulmo-
« naires.

« Depuis le commencement du mois d'août der-
« nier, j'ai reçu dans les salles militaires de l'Hôtel-
« Dieu de Marseille, 745 militaires arrivant de
« l'armée d'Afrique, les uns malades, les plus nom-
« breux convalescents, quelques uns enfin n'ayant
« jamais été malades pendant leur séjour en Algérie.

« Pendant ce laps de temps, durant lequel les fiè-
« vres typhoïdes n'ont cessé de sévir dans notre gar-
« nison avec la plus cruelle intensité, au point qu'elles
« se sont parfois présentées dans une proportion de
« 18 sur 20 fiévreux entrants, pas un soldat d'Afrique
« n'en a été frappé ! Malgré la différence notable de
« température entre les deux pays, pas un n'a pré-
« senté une maladie de poitrine, et l'on peut dire
« que la pathologie est restée entièrement africaine,
« en ne produisant que des fièvres intermittentes et
« des diarrhées.

« Enfin telle est l'immunité que présentent les
« troupes de l'armée d'Afrique, pour la constitution
« médicale de Marseille, que pendant un séjour de
« douze jours qu'a fait dans cette ville le 17e léger, il
« a fourni une proportion moindre de malades que
« les deux autres régiments de la garnison, et que

« parmi les malades envoyés à l'hôpital, les affections « ont toujours reproduit leur physionomie algé- « rienne. »

Que signifient ces faits ? que signifie cette lettre ?

L'antagonisme de ces deux affections, s'il existe, ne serait que passager, il ne subsisterait pas au-delà de 6 à 8 mois, puisque d'après Boudin l'impaludisme survenait chez les soldats récemment arrivés en Afrique, au moment où les accidents typhiques, diminuant chaque jour, étaient arrivés à disparaître complètement. Mais est-il nécessaire d'invoquer l'antagonisme pour expliquer cette observation ? Nous ne le pensons pas, et nous nous sentirions assez diposés à y voir autre chose que ce que veut l'auteur de la théorie.

La première partie de l'observation de Boudin concernant les soldats récemment arrivés en Afrique nous offre deux faits à considérer : 1° des hommes qui bien qu'habitant un milieu paludéen, restent pendant 4 à 8 mois sans contracter la fièvre intermittente ; et 2° des hommes chez lesquels l'élément typhique persiste pendant le même temps, ou plutôt qui restent pendant ce même temps en puissance de dothiénenterie.

Eh bien, pour ce qui concerne le premier cas, nous pensons qu'il n'est pas nécessaire d'invoquer l'antagonisme pour l'expliquer, car si l'expérience nous montre les faits d'individus qui contractent les accès intermittents presque aussitôt qu'ils sont arrivés dans un milieu paludéen, elle nous fait voir aussi que le plus grand nombre peut résister pendant un certain temps sans être atteint ; et que ce n'est que lorsque l'organisme paraît pour ainsi dire saturé par la présence des miasmes des marais que se montre l'accès fébrile. Ce temps pourrait varier de 4 à 8 mois suivant la réceptivité et la manière d'être de chaque individu. Aussi dirons-nous avec Constantin Paul dans sa thèse d'agrégation, que ces soldats seraient venus d'un pays où il n'y aurait pas eu de fièvres typhoïdes que les choses se seraient très probablement passées de la même manière.

D'autre part, Boudin dans sa lettre ne dit pas dans quelles conditions ont vécu les hommes qui font le sujet de son observation : ont-ils été envoyés en expédition dans l'intérieur des terres, ou sont-ils restés dans les villes ? Ont-ils campé en plein air, sous la tente ; ou bien ont-ils été logés dans les casernes ? Toutes ces circonstances passées sous silence par Boudin, nous paraîtraient intéressantes à connaître pour juger la valeur de son observation : car on comprend facilement, qu'elles puissent exercer une grande influence sur le résultat. Les soldats qui restent dans les villes et qui sont logés dans les casernes étant infiniment mieux à l'abri des atteintes des accidents palustres.

Nous tiendrons à peu près le même raisonnement pour ce qui concerne le second point, c'est-à-dire celui qui a trait aux soldats partis de Marseille, foyer de fièvres typhoïdes, et qui arrivés en Algérie voient les affections typhiques continuer à se développer parmi eux absolument comme s'ils étaient restés dans le milieu infecté. Ce fait pour nous, montre simplement que la constitution médicale d'un pays peut maintenir sous sa dépendance des gens qui ont quitté ce pays depuis longtemps déjà. Et si les cas de dothiénentérie se sont multipliés dans cette petite troupe, c'est parce que ces soldats qui vivaient en commun, qui ne pouvaient faire autrement que d'avoir des rapports nombreux et multipliés entre eux, puisqu'ils habitaient probablement le même logement, se contaminaient les uns les autres. En somme, pour dire toute notre pensée nous serions tenté d'y voir un fait de contagion.

En résumé, ces faits nous montrent une constitution médicale qui s'épuise et disparaît peu à peu chez des sujets qui ne sont plus soumis à son influence, pour faire place à une nouvelle constitution climatérique qui ne cède pas ses droits et qui s'impose impérieusement.

Nous croyons devoir ajouter dans l'intérêt de la thèse que nous soutenons, que la fièvre typhoïde n'est pas également répandue sur tous les points du globe, elle serait même pour quelques auteurs, capable de se modifier suivant les lieux; c'est ainsi que Marchead (*Clin. Research on Dis of India* Lond. 1856. t. I, p. 307) qui nie d'une manière générale l'existence de la fièvre typhoïde aux Indes, a décrit cependant une fièvre observée à Bombay et caractérisée par les lésions de l'iléo-typhus. Nous voyons donc la fièvre typhoïde à Bombay, ville malsaine et ravagée par les fièvres intermittentes produites par les nombreux marécages qui l'environnent.

Les études d'histoire et de géographie médicale limitent l'existence de la fièvre typhoïde au sein des populations civilisées qui habitent les régions tempé. rées et froides de l'Europe et de l'Amérique. D'après Laveran *(Mémoire de méde. milit. 1843, maladie de l'Algérie)*, on ne la rencontre en Algérie que sur les personnes récemment arrivées. — D'après Schnepp *(Mémoire sur la fièvre typh. union médicale 2e série t. XII p. 11, 1861)*, elle est rare en Égypte, et enfin pour Béal *(Thèse de Paris, 1862)*, ce n'est qu'accidentellement qu'on la rencontre au Sénégal et c'est sur des personnes habitant le pays depuis peu. — Toutefois, il ne nous paraît pas légitime d'attribuer comme le fait Boudin la rareté de la fièvre typhoïde dans ces pays à une modification profonde de l'organisme par l'élément intermittent ; car ce n'est pas seulement en Algérie et dans les contrées marécageuses que la fièvre typhoïde ne se rencontre pas : elle serait également rare, d'après Laveran *(Dict. de Dechambre, antagonisme)*, en Portugal, à Malte, en Italie, et aussi bien là où ne règnent pas les fièvres de marais, qu'au centre des pays les plus marécageux. — C'est ainsi qu'en 1856 une épidémie de fièvres typhoïdes régna au Sénégal ; Schnepp mentionne une autre épidémie en Égypte. — Enfin Heymann en a observé plusieurs épidémies à Java et Sumatra. *(Schmidts Jahrb... t. 411 p. 76.)*

Passons à la seconde partie de l'observation de Boudin, celle dans laquelle ce savant médecin en chef met en présence, des soldats qui ont quitté un milieu paludéen et qui sont arrivés depuis douze jours seulement à Marseille, foyer d'épidémie de fièvres typhoïdes, avec ceux qui sont depuis longtemps en garnison dans cette ville. Or que se passe-t-il ? C'est que, pendant ces douze jours de séjour, les premiers continuent à voir dérouler dans leur organisme, l'interminable série des accidents paludéens, et qu'ils ne présentent pas un seul cas de dothiénentérie : les seconds au contraire sont cruellement éprouvés par l'épidémie et c'est en grand nombre qu'ils sont apportés à l'hôpital. — Boudin en conclut que si les premiers n'ont pas présenté un seul cas de dothiénentérie c'est parce qu'ils étaient paludéens ; pour lui la fièvre typhoïde et la fièvre intermittente sont deux affections qui s'excluent et qui ne peuvent se rencontrer sur le même individu, il suffit d'avoir l'une pour être sûr de ne pas contracter l'autre ; en un mot d'après lui il y a antagonisme absolu entre ces deux affections.

Pour ce qui nous concerne, il nous semble que Boudin se hâte un peu trop de conclure ; l'observation qu'il présente nous paraît avoir un point faible, c'est celui qui a trait au temps pendant lequel les soldats venus d'Afrique sont restés à Marseille. D'après Boudin ils n'y ont fait qu'un séjour de douze jours pendant lesquels ils n'ont pas présenté, il est vrai, un seul cas de dothiénentérie : mais que serait-il arrivé s'ils étaient restés plus longtemps ? Voilà ce qu'il eût été intéressant de connaître et voilà cependant ce que l'observation ne dit pas. Aussi, partageant l'opinion de C. Paul (*th. d'agr*), nous dirons que l'observation de Boudin démontre simplement, qu'il faut plus de douze jours pour qu'une garnison contracte une maladie endémique telle que la dothiénentérie, et non pas qu'il y a antagonisme entre ces deux maladies.

Parmi les médecins qui se sont occupés de la question, celui qui a le mieux posé le problème est incontestablement Barthez. Nous allons exposer la manière dont il envisage les faits.

Le savant médecin de Sainte-Eugénie étudiant les rapports de ces deux affections à l'hôpital Saint-Éloi à Montpellier, où les fièvres typhoïdes et intermittentes de toutes les formes sont très fréquentes, divise les malades en trois catégories, suivant le quartier de la ville qu'ils habitent :

Dans la première catégorie, il place les malades qui habitent les environs de Montpellier. Ces campagnes sont presque toutes couvertes de marais, et les populations qui s'y rencontrent se trouvent constamment sous l'influence du miasme palustre : aussi leur maladie habituelle est-elle la fièvre intermittente. L'atmosphère au milieu de laquelle ils vivent a imprimé sur eux son cachet indélébile, irrécusable. Qu'ils aient ou non la fièvre intermittente, leur visage est pâle ou jaune, ils paraissaient étiolés, ils sont amaigris, tout en eux respire la cachexie palustre. Eh bien, la fièvre typhoïde est tellement rare chez les malades de cette catégorie, que Barthez ne se rappelle pas l'avoir rencontrée une seule fois.

Dans la seconde catégorie se trouvent les soldats de la ligne, jeunes gens vigoureux et bien portants ; ils habitent Montpellier depuis peu, ils sont casernés dans un endroit sain et sec. Chez eux la fièvre typhoïde est très commune, elle revêt toutes les formes qu'on peut rencontrer à Paris, au contraire la fièvre intermittente est si rare, que Barthez affirme, que si par hasard il lui a été donné de la rencontrer, elle était simple, bénigne et analogue aux accès passagers qu'on trouve à Paris.

A la troisième catégorie se rattachent les soldats du génie. Ces militaires qui paraît-il font dans cette ville un séjour plus prolongé que ceux de l'infanterie, habitent une forteresse située sur les bords de la Lèze. Cette petite rivière à certaines époques de l'année laisse exhaler des miasmes abondants qui produisent chez les habitants des environs des accès intermittents assez fréquents. Les soldats du génie se trouvent donc placés dans des conditions hygiéniques qui tiennent le milieu entre celles des soldats de l'infanterie, et celles des populations des environs. Comme les premiers, ils sont jeunes et robustes, comme les seconds ils sont soumis aux exhalaisons des marais. — Or chez eux il arrive que les deux affections, fièvre intermittente et fièvre typhoïde se développent indistinctement. De plus il a été donné à Barthez d'observer des cas de dothiénentérie coupés d'accès intermittents donnant à la maladie un caractère de gravité extrême. Barthez ajoute que quelques doses de sulfate de quinine suffisent à faire disparaître ces accès et que l'affection typhique suit ensuite son évolution ordinaire. — (E. Barthez, *Bulletin de la Société médicale des hôpitaux t. 1*er *p. 385*.)

Barthez termine ces considérations en concluant que : le paludisme à un haut degré seul est capable d'exclure la dothiénentérie; à un degré plus atténué, il n'exclut rien et le patient peut contracter la fièvre typhoïde. Toutefois, dans ce dernier cas, l'affection typhique revêt un type qui conserve quelque chose de l'affection paludéenne et qui lui donne un caractère plus grave ; mais cette gravité n'est qu'apparente, ajoute l'auteur, car elle cède bientôt à l'administration de quelques doses de sulfate de quinine.

Après cette observation qui nous montre la fièvre typhoïde s'unissant à la fièvre intermittente sur le même individu, pouvons-nous encore admettre l'antagonisme entre les deux affections ? ou bien réserverons-nous l'antagonisme avec Barthez et C. Paul pour les cas graves de l'affection palustre et admettrons-nous la fusion possible pour les cas bénins ? Cet éclectisme nous paraît un peu en contradiction avec la marche que suit habituellement la nature, et nous doutons qu'elle prenne tant de soins à choisir ses cas et à placer l'exception à côté de la règle générale. Il nous paraîtrait plus judicieux d'admettre que ces faits ressortissent à une loi générale peut-être encore inconnue, mais dont l'existence se fait sentir en cette circonstance.

Quoiqu'il en soit, ces faits régulièrement observés s'imposent à notre esprit et nous ne saurions nous refuser à les accepter. Que nous montrent-ils donc et que devons-nous en déduire ? Notre embarras est assurément très grand ; nous sentons, en effet, que nous marchons sur le terrain de l'hypothèse et nous craignons de nous y engager. Cependant s'il nous était permis d'émettre timidement notre avis après les maîtres éminents que nous avons cités ci-dessus :

nous dirions que ce n'est pas dans l'antagonisme mais bien plutôt dans la recherche des causes de ces deux affections que se trouve l'explication de ce phénomène. Nous pensons que lorsque des causes différentes agissent en même temps sur le même organisme, ce sont celles dont l'influence se fait sentir le plus énergiquement qui impriment leur cachet à la maladie et qui la nomment. Si donc, nous ne rencontrons pas la dothiénentérie dans les cas fortement accusés de paludisme, c'est parce que, par suite de receptivité, de modalité individuelle, ou de toute autre circonstance difficile à apprécier, les causes de la première maladie ont exercé sur l'organisme une influence plus faible que celles qui ont produit le paludisme. Les causes productrices d'une affection l'ont emporté sur les causes productices de l'autre ; mais ce n'est pas par suite d'une modification profonde imprimée à l'organisme par l'élément palustre que nous ne rencontrons pas la dothiénentérie chez le paludéen sérieusement atteint. En somme rien, ni dans l'une ni dans l'autre de ces affections ne s'exclut, n'est incompatible. Les causes de l'une ont agi, les causes de l'autre n'ont pu aboutir.

Voilà, pour ce qui nous concerne, l'explication que nous avons cru pouvoir donner aux cas graves d'affection paludéenne qui semblaient exclure la dothiénentérie et qui par celà même paraissaient donner quelque apparence de vérité à la théorie de l'antagonisme entre ces deux affections.

Antagonisme entre les races

Tout le monde sait que les étrangers nouvellement arrivés dans les régions tropicales sont, plus que les indigènes, aptes à contracter soit la fièvre jaune, soit la fièvre intermittente : chacun connaît avec quelle facilité et quelle rapidité les nègres deviennent tuberculeux, lorsqu'ils sont transportés en Europe dans les climats froids. — Présentés en ces termes, les faits que la nature a soumis à notre observation sont d'une exactitude rigoureuse, il serait puéril de nous y arrêter. Mais à ces données précises Boudin en substitue d'autres. Ne tenant plus compte du climat et ne considérant que le résultat pathologique de l'émigration, ou des différents mouvements de troupes qui placent pour ainsi dire subitement les uns à côté des autres des individus des races les plus diverses, il n'hésite pas à reconnaître que les races diffèrent essentiellement entr'elles, quant à la réceptivité qu'elles présentent aux différents modificateurs. Pour lui la race blanche serait surtout exposée à la fièvre jaune et aux accidents intermittents, la race noire à la tuberculose. Mais les observations indiquent-elles bien comme le veut Boudin une différence dans la réceptivité morbide des différentes races? Les documents sont-ils suffisants pour expliquer l'opposition, formulée par Boudin, des affections de la race blanche, aux affections de la race nègre? Est-il enfin logique de reconnaître à la race blanche une susceptibilité particulière à l'endroit de la fièvre intermittente et de la fièvre jaune, et à la race nègre une prédisposition innée à la tuberculose?

A toutes ces questions Boudin comme nous l'avons vu répond par l'affirmation. Malgré toute l'autorité qui s'attache au nom d'un homme qui a beaucoup observé, nous regrettons là encore de ne pouvoir partager son opinion.

Boudin, en plaçant côte-à-côte des hommes de races si différentes, pour ne considérer que le résultat matériel, a suivant nous négligé un côté important de la question, que des études plus récentes ont bien mis au jour. Boudin n'a considéré que le résultat immédiat et n'a tenu aucun compte de ce qui se passait dans la suite.

Si les hommes de race blanche rapidement transportés dans les régions tropicales, contractent facilement les fièvres intermittentes et la fièvre jaune, alors que la race nègre qui vit à leurs côtés n'a presque pas à en souffrir, il nous semble qu'il y a une autre raison à invoquer que celle qui est présentée par Boudin. Le climat suivant nous serait le vrai coupable et non la race ; le changement brusque et rapide du milieu dans lequel sont appelés à vivre les étrangers nous paraît être la véritable cause de cette susceptibilité particulière. Les observations des médecins des colonies donnent raison à cette manière de voir: elles montrent en effet, que la fréquence des maladies fébriles ainsi que leur gravité augmentent dans les races blanches à mesure qu'elles appartiennent à des climats plus froids, qu'elles diminuent au contraire, en même temps qu'elles appartiennent à des climats plus rapprochés des régions chaudes. — Les races blanches peuvent de plus arriver à l'immunité de la race noire, que cette dernière peut perdre par un séjour prolongé dans les régions tempérées. — (Maillot, *Traité des fièvres interm.*, Paris 1826.) Daniell (*Observ. upon the Autumn. Fev. of savannah in Amer. journal* 1826), Blair.

C'est ainsi que pendant que Daniell (*Fevers of savannah* p. 64), prétend que dans l'épidémie de 1820 il n'a pas vu un seul cas de fièvre jaune sur plus de 300 nègres récemment arrivés, Clarck cité par Bailly *(Du typhus en Amérique)* affirme, qu'en 1793 il a vu plus de 300 nègres saisis à la fois. — Valentin de son côté (*Journal de médecine*, t. LXXVIII, p. 128), en a vu mourir plusieurs à Charleston. Dutroulau (*Mémoire de l'Académie de médecine sur la fièvre jaune*, t. XXII, p. 38) déclare, que l'immunité serait conférée simplement par une première atteinte et que la race ne serait dans aucun cas un préservatif absolu.

De même la fréquence de la phthisie chez les nègres qui arrivent dans les régions froides ne serait pas une preuve de la susceptibilité des races, puisque les créoles aussi bien que les animaux des pays chauds ne résistent pas davantage à l'influence du froid. La statistique anglaise citée par Boudin n'est pas non plus d'une plus grande valeur en faveur de l'opinion qu'il soutient, car elle indique que la mortalité par phthisie à la Jamaïque s'élève aussi bien dans la race blanche à 13 pour 1,000 que dans la race noire à 10. (Genest, *Gaz. méd.* 1843, p. 572.)

En résumé, nous pensons que la cause qui doit être invoquée pour expliquer ces diverses aptitudes des individus à contracter telle ou telle affection n'est pas dans la race de ces individus, mais bien tout entière dans le milieu, dans le climat. La rapidité avec laquelle on passe d'un climat froid et sec dans un climat chaud et humide et réciproquement, le changement de vie et peut-être aussi le changement de nourriture, le peu de temps donné à chaque individu pour son acclimatement, nous paraîssent être des causes de la plus haute importance, qui suffisent à expliquer les faits que nous venons de signaler, et qui dans tous les cas ne doivent pas être négligées sous peine d'erreur.

Tout le monde sait, s'écrie le docteur Gonales, et personne ne conteste, qu'en raison de la merveilleuse flexibilité de son organisation, propre à se plier aux exigences les plus extrêmes, l'homme peut vivre et se perpétuer dans tous les climats (*Monit. Algér.*, 20 juin 1854). — Et un autre : « Avant tout je commence par déclarer que dans ma pensée bien arrêtée l'homme, et surtout le blanc, peut s'acclimater, travailler et prospérer sur tous les points du globe habité. » (Carrey, *Moniteur.*)

Antagonisme dans les Épidémies.

L'antagonisme dans les épidémies est une question encore à l'étude et des plus délicates à résoudre. Si certains faits ont semblé donner raison à ceux qui acceptent l'antagonisme, beaucoup d'autres se sont produits qui n'étaient pas complètement en faveur de cette théorie : aussi nous proposons-nous d'en faire le sujet de notre dissertation dans ce chapitre.

Thucydide, nous l'avons indiqué plus haut, dit bien que pendant l'épidémie de l'Attique, toutes les autres affection aiguës avaient disparu. — Paris de son côté (*Mémoire sur la peste* 1778 Avignon) raconte qu'en passant par Enos, il apprit que : « lorsque la petite vérole règne dans un pays, en Turquie, la peste ne fait aucun ravage ; s'il arrive un pestiféré dans le temps d'une épidémie variolique, il est certain que la peste ne s'étend pas au-delà du quartier où le pestiféré loge. Si un pestiféré vient loger dans une maison où se trouvent des enfants atteints de la petite vérole, la peste finit et le venin disparaît sans attaquer d'autres personnes.

« Une personne attaquée de la petite vérole ne peut jamais avoir la peste. »

« Les personnes qui soignent les enfants attaqués de la petite vérole ne sont pas attaquées de la peste. »

Sans nous refuser à accepter ces faits, on comprendra la réserve que nous montrons à bien les accueillir : les premiers remontent à une époque où l'observation et les connaissances médicales nécessaires pour déduire logiquement se trouvaient encore au berceau : les seconds n'ont pas été observés par l'auteur qui les rapporte ; les uns et les autres ne sauraient être d'un bien grand poids dans la discussion, aussi les avons-nous signalés simplement pour mémoire.

Le docteur R. Cawert, cité par Duchamp (*An Account of the Origin and progress of the Plague, of Malta, in the Year* 1813. *Méd. chir. trans. of London,* t. VI p. 1) nous apprend que pendant la peste de Malte en 1813, le village de Casal-Curmi, dans lequel les fièvres intermittentes étaient identiques, fut complètement exempt de Malaria pendant que la peste y exerçait ses ravages.

Cette observation telle que nous la rapporte le docteur Cawert n'implique pas forcément l'idée d'antagonisme, entre la peste et la fièvre intermittente : Nous savons, en effet, que pendant les épidémies de peste, ce sont en général les personnes les plus faibles, les plus épuisées qui contractent le plus aisément cette terrible affection. Il n'y a donc rien de surprenant à ce que le village de Casal-Curmi ait payé une dure rançon à ce redoutable ennemi ; ses habitants éprouvés sans cesse par le miasme paludéen devaient être pour la plupart dans des conditions de faiblesse favorables au contage. Mais d'un autre côté si la peste s'est développée rapidement chez ces habitants presque tous paludéens de naissance, qui tous avaient supporté des accès aigus, ou qui dans tous les cas avaient toujours vécu dans une atmosphère saturée de miasmes palustres, nous avons entre les mains la preuve que la malaria ne confère pas d'immunité relativement à la peste, que la première n'exclut par conséquent pas la seconde, ce que du reste personne que nous sachions ne conteste. Quant à la disparition de la malaria dans le pays, pendant que la peste y exerçait ses ravages, nous ne pensons pas davantage qu'on en puisse tirer une preuve en faveur de l'antagonisme. — On sait très bien aujourd'hui à combien de variations fréquentes et soudaines est soumise la malaria dans une même localité : ce peu de stabilité dans les manifestations est imputable aux conditions physiques que présentent les marais. C'est ainsi que les accès diminuent de fréquence ou disparaissent complètement si la température s'abaisse suffisamment pour amener la congelation de l'eau et par suite un arrêt dans la décomposition des substances végétales.

Les chaleurs excessives, en desséchant complètement les rives et les surfaces marécageuses produisent le même résultat, l'élévation de la hauteur du niveau de la couche liquide en recouvrant les substances végétales en putréfaction arrête les exhalaisons, et par cela même fait cesser pour un temps les accidents intermittents. Il est également démontré que les grands vents en poussant au loin les miasmes qui se dégagent sans cesse au niveau des surface marécageuses peuvent porter au loin la malaria dans des villages qui se trouvent sous le vent et dans lesquels la maladie est habituellement inconnue, tandis qu'au contraire les villages ordinairement infectés qui se trouvent sur le vent éprouvent un moment de répit dans les accès pendant toute la durée du courant préservateur. Or, nous serions assez disposé à croire que la disparition de la malaria à Casal-Curmi ne reconnaît pas d'autres causes que celles que nous venons d'indiquer et qu'il s'agit simplement d'une pure coïncidence mal interprétée.—Notre manière de voir est du reste confirmée par l'opinion de Jaccoud (*Path. int.* t. II. p. 567), qui affirme qu'aucun rapport chronologique n'unit la malaria au choléra ; elle peut se développer parallèlement avec la dysenterie et le typhus tant endémique qu'épidémique.

Nous lisons dans le *Dictionnaire* de Dechambre (antagonisme) qu'en 1788 Hufeland avait inoculé avec succès la variole à 50 individus pendant le cours du mois d'avril ; mais au commencement du mois de mai ses inoculations ne réussissaient plus, elles restaient souvent infructueuses, ce qu'il attribue à une épidémie de fièvres catarrhales qui sévissait à ce moment dans le pays. Après l'incubation ordinaire, les piqûres devenaient rouges, s'enflammaient, quelquefois des taches varioliques se montraient sur les bras ou sur toute autre partie du corps ; mais lorsque la fièvre catarrhale se montrait, les symptômes de l'affection spécifique disparaissaient et l'affection catarrhale suivait son cours. — (Steinbrenner. *Traité de la vaccine.*)

Cette observation montre d'abord que la variole n'exclut pas la fièvre catarrhale puisque cette dernière survenait chez les sujets même après le début des accidents varioliques. En serait-il autrement pour la fièvre catarrhale ? Nous ne le pensons pas ; personne, en effet, n'a jamais songé à reconnaître à cette affection saisonnière le pouvoir de conférer l'immunité à l'égard de la variole. Nous préférons penser que si les inoculations de Hufeland n'ont pas donné un résultat complet pendant le cours du mois de mai, c'est parce qu'il s'est adressé à des sujets qui n'étaient pas en état de réceptivité. — Bien avant la fameuse découverte de Jenner, on connaissait des cas d'immunité naturelle qui permettaient à des individus de soigner les varioleux, de vivre au sein des épidémies les plus meurtrières, d'être inoculés même, sans cependant jamais être atteints ou tout au moins sérieusement ; les cas de varioloïde existaient avant la vaccine, assurément, ils étaient moins nombreux qu'aujourd'hui, mais ils existaient. Nous pensons donc que Hufeland a eu affaire à des sujets jouissant de cette immunité naturelle partielle, et que c'est l'unique raison pour laquelle ils n'ont eu après leur inoculation qu'une varioloïde, d'une remarquable bénignité, presqu'aussitôt remplacée par l'élément catarrhal. En somme, immunité partielle et pas d'antagonisme, puisque les deux affections paraissent avoir pour ainsi dire existé ensemble, voilà pour nous ce qu'indique le fait de Hufeland.

Certaines épidémies ont semblé disparaître pendant que l'influenza se répandait dans les populations. Selon Smarch, une épidémie de scarlatine se serait complètement effacée pour faire place à la grippe en

1803, et aurait reparu aussitôt après. Busch et Currie nous apprennent qu'il en serait de même pour les épidémies de varioles et de typhus ; pour ce qui est de la variole nous avons vu un peu plus haut quelles objections on pouvait faire à cette manière de voir. Par contre Escherich, Stosch et Galli cités par Jaccoud (*Path. int.*), prétendent qu'il n'est pas rare de voir la grippe dégénérer en fièvre intermittente, Storck du reste, avait depuis longtemps déjà démontré quelle affinité pathologique existe entre ces deux maladies.

Graves, dans ses *Leçons de clinique médicale*, (Paris 1862 p. 545), avait remarqué que l'influenza attaque rarement les individus atteints de maladies aiguës, mais qu'au contraire ils sont fréquemment frappés à partir du moment où les accidents aigus venant à disparaître, ils entrent en convalescence. Suivant le même auteur, l'influenza se comporterait de la même manière à l'égard du typhus, c'est du moins ce qu'il lui fut donné d'observer pendant l'épidémie de 1837.

Les quelques observations recueillies par Escherich, Storck et celles auxquelles Graves fait allusion, lorsqu'il dit que l'influenza ne se rencontre pas *ordinairement* chez les individus atteints de maladies aiguës, suffisent à démontrer qu'il n'y a pas d'antagonisme entre ces affections. Que cette coïncidence de l'influenza et des maladies aigües chez le même sujet ne soit pas la règle la plus générale, nous ne le contestons pas ; toutefois nous retiendrons ces cas particuliers assez nombreux cependant, pour confirmer l'opinion que nous soutenons dans notre dissertation, à savoir qu'il n'y a aucune exclusion entre la grippe et les autres affections. — C'est du reste l'opinion exprimée par le professeur Jaccoud dans son *Traité de pathologie interne* (t. II. p. 599).

D'après Briquet et Mignot le choléra compliquerait assez souvent, soit le début, soit la convalescence des affections aiguës, mais rarement il frappe-rait l'organisme pendant la période d'acmé de ces maladies. Pour ces auteurs lorsque le choléra se présente au début d'une affection aiguë, deux cas peuvent se présenter; ou bien c'est le choléra qui l'emporte et la maladie aiguë ne se développe pas complètement, ou bien au contraire c'est l'affection aiguë qui commande la situation et elle a pour propriété de diminuer et de retarder l'apparition des phénomènes algides. (*Traité pratique du choléra morbus*, cité par Dechambre.)

Ici encore nous sommes en présence de deux affections qui s'allient et qui évoluent pour ainsi dire en même temps sur le même sujet. Nous voyons ces maladies, il est vrai, se contrarier, se gêner au point de modifier réciproquement leurs symptômes, en conclurons-nous pour cela qu'il y a antagonisme entr'elles, et que la marche et l'expression symptômatique presqu'anormale qu'elles présentent attestent la lutte qu'elles se livrent pour arriver à régner sans conteste sur l'organisme? Cette thèse assurément pourrait être soutenue; mais, si sans parti-pris nous pénétrons plus intimement le phénomène, nous pensons qu'on doit l'expliquer autrement. Supposons un organisme chez lequel évolue en même temps le choléra et une maladie aiguë; chacune d'elles, suivant en cela sa loi habituelle évoluera pour son propre compte absolument comme si elle était seule; mais comme les symptômes de l'une et de l'autre peuvent être différents, il arrive que leur expression extérieure qui frappe les sens de l'observateur se trouve modifiée, elle n'appartient en propre ni à l'une ni à l'autre, elle a quelque chose de chacune des deux, elle est mixte. En somme, ce ne sont pas les affections pathologiques qui s'excluent, elles évoluent séparément, mais ce sont les symptômes qui se gênent, se suppriment ou se modifient, et comme le dit Laveran, *dict.* de Dechambre : « Le choléra ne produit dans les maladies qu'une suppression temporaire et nullement radicale; il efface en quelque sorte l'expression symptômatique externe, mais il ne modifie pas la lésion, il masque la maladie et ne la détruit pas. »

Nous résumerons ainsi qu'il suit la discussion concernant le rapport qu'affectent les épidémies entre elles, ou à l'égard des autres affections aiguës :

1° Les épidémies n'excluent pas plus les maladies aiguës, qu'elles ne s'excluent entr'elles : c'est par retard, ou par modification de la manifestation extérieure qu'elles agissent sur l'autre affection, dont la lésion organique persiste;

2° Si deux épidémies peuvent régner ensemble dans deux quartiers différents, c'est parce que dans l'un et dans l'autre quartier existent des causes productrices d'ordre différent;

3° Si certaines affections habituelles au pays ou

non ont semblé disparaître à l'arrivée d'une épidémie c'est parce que les maladies épidémiques atteignent plus volontiers et plus spécialement les individus qui se trouvent en état de réceptivité morbide, c'est donc par substitution et non pas par exclusion qu'elles procèdent. Cette règle n'est cependant pas absolue, car souvent aussi on voit marcher de pair avec la maladie épidémique, les affections accidentelles ou habituelles de la région, fièvres intermittentes ou rémittentes, choléra, typhus, etc.

Antagonisme des fièvres éruptives.

L'antagonisme des fièvres éruptives, soutenu autrefois par beaucoup d'auteurs, n'est à peu près plus admis aujourd'hui par les pathologistes.

Reil (1815 *Pyretologie*, p. 219), estimant que chaque exanthème implique à l'organisme une direction pathologique spéciale, regarde comme controuvés les faits de fièvres éruptives simultanées.

Hebra (*Maladies de la peau*, trad. par Doyon), pense que les faits signalés de coexistence de variole et de rougeole doivent être attribués à la scarlatine variegata, ou à une forme de variole dans laquelle l'éruption est précédée d'un érythème.

Pour Trousseau (*Gaz. des Hôpit.*, 1860. N° 15), la rougeole et la scarlatine se succèdent, mais ne se développent jamais simultanément.

Grisolle se montre fort réservé à l'endroit de la complication des fièvres éruptives entre elles. Mais bientôt de nombreuses observations recueillies soit en France, soit en Allemagne, soit en Angleterre, vinrent ruiner ces théories.

Joseph Frank *(Traité de path. int.)*, indique plusieurs observations de coexistence de la variole et de la rougeole, sur le même individu.

Marson lit à la Société royale de Londres un remarquable mémoire dans lequel il signale plusieurs cas de variole et de scarlatine qui se sont présentés ensemble sur le même sujet.

Villemin dans sa thèse inaugurale, 1847, Paris. Monti, Steiner, Thomas, dans le *Jahrbuch für Kinderheilkunde*, 1866, à 71, en donnent de nombreuses observations.

Bez dans son excellente thèse inaugurale soutient énergiquement cette contemporanéité des fièvres éruptives ; c'est à ce travail que nous nous proposons de faire quelques emprunts pour l'édification de ce chapitre. Voyons d'abord comment se passent les choses lorsque la scarlatine complique la rougeole.

Bez *(loc. cit.)*, nous montre par de nombreuses observations à l'appui que plusieurs cas peuvent se présenter :

L'éruption morbilleuse peut précéder celle de la scarlatine ; alors, dans la majorité des cas, l'affection suit sa marche ordinaire. Elle a débuté par des prodromes habituels dans les cas de Bez, l'éruption n'a pas tardé à se montrer, mais elle paraît avoir été un peu abrégée, et, comme le dit Bez, « il semble que la rougeole, serrée de trop près par la scarlatine, n'ait pas eu le temps d'évoluer complètement. »

La desquamation s'est effectuée normalement du 5e au 8e jour. — Les phénomènes de catarrhes concomitants n'ont pas non plus fait défaut

La scarlatine a débuté le lendemain de l'éruption morbilleuse ; les prodromes de la scarlatine ont été également assez nets (pouls plus fréquent, fièvre plus intense, recrudescence de l'angine ; nausées, vomissements.

L'évolution de la scarlatine a présenté les mêmes variétés que dans les cas simples. La durée de l'éruption, comme pour la rougeole, a paru un peu diminuée, toutefois elle a persisté la dernière.

La desquamation scarlatineuse a été normale. — Les complications appartenaient presque uniquement à la scarlatine.

La maladie n'a pas paru plus grave que si chaque affection s'était présentée isolément.

Examinons maintenant comment ces deux affections se comportent lorsque c'est la scarlatine qui débute la première.

Pour Bez les prodromes de la scarlatine n'ont rien présenté de particulier, ils ont cependant manqué deux ou trois fois : l'éruption scarlatineuse a été de plus courte durée.

Les prodromes morbilleux ont été également normaux, l'éruption n'a apparu qu'après la disparition de l'exanthème scarlatineux uniforme ; elle a été plus pâle que d'habitude, ce que Bez attribue à la desquamation de la première affection. — L'éruption morbilleuse a été également de plus courte durée.

Dans la plupart des observations indiquées par Bez l'infection morbilleuse a commencé pendant l'incubation, l'invasion ou même l'éruption de la scarlatine.

Les complications qui ont existé dans plus de la moitié des cas (otorrhées, adénites cervicales, broncho-pneumonies, anasarque), appartenaient aussi bien à l'une qu'à l'autre des deux affections.

Suivant toujours l'ordre indiqué dans la thèse de Bez, voyons ce qui se passe dans les cas où les deux affections, rougeole et scarlatine, débutent en même temps.

La période d'invasion a été caractérisée dans les observations de Bez par la présence simultanée des prodromes morbilleux (catarrhes variés), et scarlatineux (angine, vomissements).

L'éruption était à la fois celle des deux affections, la rougeole et la scarlatine existaient côte à côte, mais sans se mélanger, c'est ainsi que la rougeole siégeait plutôt à la face et aux membres inférieurs, tandis que la scarlatine s'était fixée au tronc et aux membres supérieurs. Ce mode de distribution ne serait pas constant, d'après Bez.

Dans d'autres cas, au lieu d'être juxtaposées les deux éruptions sont superposées; enfin, d'après Blanckaert, on pourrait retrouver sur le même patient les deux modes d'arrangement que nous venons d'indiquer.

L'exanthème scarlatineux serait presque toujours

prédominant : la durée de chacun des deux serait normale.

Les desquamations furfuracée et lamelleuse ont débuté en même temps mais à une époque variable, suivant les différents sujets.

Les symptômes concomitants ont été ceux de la rougeole et de la scarlatine, ils ont en général été très marqués.

Les complications ont été celles des deux maladies ; anasarque, broncho-pneumonie, angine, coryza diphthéritique, adénites suppurées du cou, gangrène de la bouche avec nécrose du maxillaire.

Le pronostic a paru plus grave, dans ces cas de coexistence des deux fièvres chez les enfants, sans qu'on puisse cependant l'attribuer à leur âge.

Contrairement à ce que dit Valleix, Bez n'a jamais rencontré un seul cas de suspension momentanée de la première infection, sous l'influence de la seconde.

Il ne saurait davantage y avoir antagonisme ou incompatibilité entre la variole et la rougeole ; les limites de notre travail ne nous permettent pas de rapporter ici les nombreuses observations de coexistence de ces deux affections ; nous renvoyons pour tous les détail à l'excellent travail de Bez (loc. cit.), et pour ce qui nous concerne, nous nous contenterons d'indiquer ici ses conclusions.

La rougeole peut retarder la maturation des boutons, ralentir la suppuration des pustules de la variole, mais elle n'agit ainsi que pendant son stade fébrile, ce fait n'aurait rien de spécifique, il serait analogue à celui des affections fébriles telles que la pneumonie lorsqu'elle survient dans de semblables circonstances.

Lorsqu'il y a coexistence des deux éruptions, la rougeole n'influe sur la variole qu'autant qu'elle lui est postérieure, s'il en est autrement, les deux affections évoluent en même temps et sans se gêner.

L'incubation de la variole n'est modifiée en rien par la rougeole.

Dans tous les cas de coexistence des deux affections avec antériorité de la rougeole, la durée de l'érythème de cette dernière a paru un peu écourtée lorsque la scarlatine s'est montrée le lendemain.

Lorsque c'est la variole qui a débuté, l'éruption de la rougeole a été un peu précipitée et la variole remarquablement bénigne.

Lorque les deux éruptions se sont montrées en même temps, c'est encore la rougeole qui a dominé la scène, la variole a été légère et toujours discrète.

Le pronostic de ce double érythème serait beaucoup plus sérieux dans les cas où ils se succèdent l'un l'autre, que dans ceux où ils paraissent en même temps.

Passons maintenant à la coexistence dans l'organisme des virus scarlatineux et varioleux, nous allons encore nous servir des conclusions de Bez.

Ici, comme lorsqu'il s'agissait de la rougeole, la variole chez la plupart a été très bénigne toutes les fois qu'elle s'est trouvée réunie à la scarlatine chez le même individu. Toutefois Bez déclare n'avoir jamais eu l'occasion d'observer l'éruption de variole en même temps que l'éruption scarlatineuse, parceque, dit-il, les malades qui se présentaient à son observation étaient des malades venant du dehors, affectés de variole et qui contractaient la scarlatine à l'hôpital, or, comme il faut un certain temps d'incubation à cette dernière, il arrivait que l'éruption apparaissait seulement au moment de la dessication des pustules de variole. Quoiqu'il en soit, il est un fait qui mérite d'être retenu, c'est que la variole a été bénigne chez tous ceux qui ont présenté l'éruption scarlatineuse peu après. Cette bénignité extraordinaire tient-elle à l'incubation de la scarlatine qui commençait à se faire ? Bez considère la chose comme peu probable.

« Il est bien difficile dit-il, d'admettre que l'incubation d'un nouveau virus agisse de la sorte sur un exanthème déjà achevé. L'incubation a d'ailleurs une période absolument apyrétique, nouvelle raison pour ne pas croire à sa prétendue influence. » De plus, la variole n'ayant pas été bénigne chez tous les sujets, on est en droit de se demander pourquoi l'influence de la scarlatine, si tant est qu'elle existe, s'est fait sentir chez les uns et pas chez les autres.

Dans toutes les épidémies de variole, comme les cas bénins l'emportent en général sur les cas graves, Bez se demande, si la scarlatine ne se développerait pas de préférence chez les sujets qui présentent ces cas légers. Il signale simplement le fait et ne veut pas trancher la question.

Les cas de variole débutant chez les scarlatineux constituent la combinaison, l'association la plus nombreuse de toutes. L'incubation de la variole ne présente rien de remarquable à signaler, elle suit son cours habituel. Le pronostic de ces cas-là serait plus grave chez les enfants que chez les adultes.

Les nombreuses observations contenues dans la thèse de Bez, montrent que la fièvre typhoïde peut également très bien s'allier aux autres fièvres éruptives. Ne pouvant rapporter ici la discussion tout entière, nous nous contenterons encore de signaler la partie qui nous a paru la plus intéressante, c'est-à-dire ses conclusions.

Pour Bez, les fièvres éruptives sont susceptibles de compliquer la dothiénentérie, on ne peut en douter; mais le plus habituellement elles apparaissent à une époque tardive de la fièvre typhoïde. Ce qui tient, pour l'auteur, à ce que les patients qui entrent dans les hôpitaux ne se présentent pas tout-à-fait au début de leur affection typhoïde, et d'autre part, au laps de temps nécessaire à l'incubation de la fièvre éruptive, qui le plus ordinairement serait contractée dans les hôpitaux.

Chez les typhiques, l'incubation de la rougeole et de la scarlatine reste la même que chez les individus bien portants.

La scarlatine compliquerait la fièvre typhoïde plus fréquemment que les autres fièvres éruptives. Murchinson toutefois a remarqué que rarement la fièvre typhoïde survenait dans le cours d'une scarlatine, tandis qu'au contraire la scarlatine se montrerait souvent dans le cours de l'iléo-typhus ; pour cet auteur le fait s'explique par le peu de contagion que présente la fièvre typhoïde, eu égard à la scarlatine et à la rougeole.

Pour Taupin, lorsque les fièvres éruptives frappent les typhiques, leur éruption est toujours pâle, discrète, et les prodromes presque toujours nuls. Selon Bez, le fait ne paraît justifié qu'à l'égard de la rougeole et pas du tout à l'égard de la scarlatine dont l'éruption et l'évolution reste absolument régulière.

Dans toutes les observations de Bez la dothiénentérie a été grave, la durée en a été longue et la convalescence s'est prolongée pendant fort longtemps; sans toutefois qu'on puisse pour l'auteur rapporter avec quelque raison, ces faits à la présence d'un exanthème surajouté qui a toujours été très bénin. Cependant, lorsque c'est la rougeole qui se joint à la dothiénentérie le pronostic acquiert sa plus haute gravité. Quant aux varioles lorsqu'elles accompagnent une dothiénentérie elles présentent une tendance très marquée à devenir hémorrhagiques (Varioles pétéchiales).

Les limites imposées à notre travail nous ont obligé à laisser de côté tous les détails que comporte cette question de la contemporanéité des fièvres éruptives. Nous avons pensé qu'il était suffisant de rapporter en quelques lignes les considérations les plus intéressantes de la thèse de Bez, pour montrer qu'il ne doit pas être question d'antagonisme entre les fièvres éruptives ; aucune ne met l'organisme à l'abri du contage de l'autre, bien plus nous les voyons coïncider et se réunir sur le même individu. Les nombreuses observations de Bez sont très concluantes à cet égard, nous renvoyons à cet excellent travail pour des détails plus complets.

Nous ne saurions cependant terminer ce chapitre sans exposer ici les idées de notre maître bienveillant M. le professeur agrégé Laure.

J'ai vu fréquemment, dit M. Laure (communication particulière) dans mon service le même enfant successivement atteint à bref délai, de rougeole, de scarlatine et de variole; quelquefois, plus rarement la variole était contemporaine de l'un ou de l'autre exanthème.

M. Laure a également observé bien des fois la succession très rapide de la rougeole et de la scarlatine au point que l'éruption de la seconde survenait avant la desquamation de la première. Quant à la présence simultanée des deux exanthèmes sur le même sujet, l'interprétation en est des plus délicates, les uns avec Bez considéraient le fait comme une simple coïncidence de deux exanthèmes distincts, d'autres avec Cheadl, comme une éruption hybride, sui generis, se reproduisant par contagion, semblable à elle-même et ne conférant aucune immunité contre une atteinte ultérieure de rougeole ou de scarlatine Ce serait le Rôtheln grave de Cheadl (congrès de Londres).

Il ne me répugne nullement ajoute M. le professeur Laure d'admettre cette opinion.

La varicelle complique souvent d'autres fièvres éruptives, je l'ai observée plusieurs fois sur des typhiques pendant l'épidémie de 1870.

Le virus vaccin s'inocule avec succès sur des varicelles en pleine éruption, ainsi que j'en ai fait plusieurs fois l'expérience dans mon service, nous dit M. Laure.

Il y a du reste fort longtemps que les Allemands ont pratiqué de semblables inoculations également suivies de succès (Gerhardt, Tubengen, 1879, *Traité des maladies des enfants*).

Il est donc surabondamment démontré qu'il n'existe aucun antagonisme proprement dit entre les diverses fièvres éruptives.

Antagonisme des diathèses

La diathèse est une disposition chronique de l'organisme à contracter une certaine série de maladies, qui toutes appartiennent pour ainsi dire à la même famille. L'organisme entaché de diathèse peut assurément contracter des affections non diathésiques, mais pour la plupart, ces affections accidentelles, saisonnières, se ressentent de cette manière d'être, aussi leur marche comme leurs symptômes sont-ils plus ou moins modifiés par cette prédisposition toute spéciale de l'organisme. Ainsi pour ne citer qu'un exemple entre beaucoup, lorsque une pneumonie survient chez un scrofuleux, au lieu de se présenter avec les allures franches de la pneumonie ordinaire, elle affecte une forme particulière, les symptômes aussi bien que sa marche et sa terminaison sont considérablement modifiés. — Mais revenons à notre sujet, et voyons si plusieurs diathèses peuvent se rencontrer chez le même individu, ou bien si la présence de l'une d'elles dans l'organisme, lui confère une immunité à l'égard des autres ou de quelques unes d'entr'elles.

L'antagonisme ne saurait être invoqué pour la syphilis, elle peut frapper tous les individus, aussi bien ceux qui sont diathésiques que ceux qui ne le sont pas, tous les tissus, tous les organes peuvent être atteints. Une première atteinte seule est capable de conférer l'immunité qui peut quelquefois n'être que passagère, ainsi que nous le verrons dans notre chapitre sur l'auto-antagonisme. — Nous croyons inutile d'insister davantage sur cette question qui est jugée, par les nombreux exemples qui se présentent chaque jour à l'observation des praticiens — Nous rappelerons simplement que la cachexie syphilitique est toujours sèche, caractère qui la distingue des autres cachexies diathèsiques.

L'arthritis n'exclut pas la scrofule : D'après Bazin il ne serait pas rare de rencontrer des sujets qui ont eu la scrofule dans leur enfance et l'arthritis dans l'âge mûr et la vieillesse; dans ses leçons cliniques et théoriques sur les affections cutanées de nature arthritique, Paris 1860, il montre qu'il n'y a pas antagonisme entre les maladies arthritiques, scrofuleuses et dartreuses et il insiste sur leur fréquente combinaison.

L'arthritis n'est pas davantage en opposition avec le tubercule, rien n'est plus commun que de rencontrer des tuberculeux arthritiques ; Pidoux considère même cette diathèse comme une cause de tuberculose, cependant il convient de remarquer que la tuberculose n'évolue pas chez eux comme chez les autres.

Le tubercule chez l'arthritique reste longtemps à l'état de crudité, il devient fibreux, ou ne s'ulcère qu'à la longue. Les produits de nouvelle formation sont tolérés d'une façon remarquable, il y a peu d'inflammation autour des tubercules ; aussi leur affection pulmonaire évolue-t-elle très lentement, et quand il leur arrive d'avoir des cavernes, elles suppurent peu et présentent une certaine tendance à se cicatriser. Ce sont des tuberculeux dont l'état général reste bon pendant longtemps et dont l'aspect extérieur ne trahit que très imparfaitement la lésion pulmonaire, — phthisie florida.

Suivant Pidoux l'herpetisme se comporterait à l'égard du tubercule à peu près de la même manière que l'arthritis, mais il jouit à un bien plus haut degré du triste privilège de conduire au cancer. Il formerait ainsi d'après Pujol, Gintrac et Bazin (*Dict.* de Dechambre) une nouvelle famille absolument étrangère à la tuberculose.

L'expérience, pour Michel Peter, démontre que l'antagonisme des affections cardiaques et tuberculeuses existe réellement. Le fait d'après l'auteur s'explique de la manière suivante :

En règle générale, c'est le sommet du poumon qui devient le siège des premières lésions de la tuberculose, parce qu'il sont la partie la moins fonctionnante d'un organe que la pauvreté de sa structure et de sa vitalité prédispose entre tous à la déviation tuberculeuse. Si maintenant nous supposons un sujet atteint d'une affection cardiaque qui se complique, comme on le voit si souvent, de congestions passives vers les bases, qui par cela même cessent de fonctionner, la partie supérieure c'est-à dire les sommets seront placés dans la nécessié de fonctionner au delà des limites ordinaires, et ils seront ainsi dans des conditions physiologiques telles que leur immunité tuberculeuse sera par cela même constituée.

Pour Peter rien dans la nature intime de l'une ou de l'autre affection ne se trouve en opposition, c'est par un phénomène absolument mécanique qu'agit la lésion cardiaque.

Cette règle générale souffre cependant de nombreuses exceptions : Michel Peter lui-même dans ses cliniques, page 87, cite deux observations de tubercules pulmonaires compliquant une lésion cardiaque.

Lebert ne nie pas l'existence des tubercules chez les cardiaques, il se contente de dire que les faits de cette nature sont rares.

Louis dit n'avoir observé cette complication que deux fois sur 42 cas.

Pour ce qui est de l'antagonisme du rhumatisme et de la tuberculose nous pensons qu'il a été trop nettement formulé par Wunderlich (*path. und theraphie* Bd . IV, page 613), qui prétend n'avoir observé qu'une seule malade qui offrît des signes de tuberculation pulmonaire et d'affection cardiaque. — Hamernyk affirme de son côté que la tuberculisation est exceptionnelle dans les familles où le rhumatisme se présente d'une façon héréditaire.

Toutefois ces faits ne semblent pas aussi exceptionnels que ces auteurs semblent l'indiquer. Ainsi

Charcot dit avoir vu quelquefois le rhumatisme articulaire chronique lié à la phthisie. — Peter (*Klinisch Berich Prager Viertil jahrserhift.* Bd. 41 573 et Constatt *jahrserhift* BS. IV. p. 355-1857), présente une statistique dans laquelle on trouve 15 cas de rhumatisme articulaire aigu et deux cas de rhumatisme articulaire chronique, liés à la phthisie.

Dans la thèse inaugurale de Donjoi (Paris 1862) nous trouvons deux cas dans lesquels les deux affections étaient bien nettes et bien tranchées.

Le docteur Leycok Thomas (*medical Times*, 1862) pense que la tuberculose peut succéder au rhumatisme et à la goutte lorsque ces deux maladies sont chroniques et invétérés.

Sogniès (Thèse de Paris, 1868), émet cette proposition que le rhumatisme noueux se termine souvent par tuberculisation.

La phthisie peut donc se rencontrer chez les rhumatisants et les goutteux, il n'y a par conséquent pas à proprement parler antagonisme entre ces affections ; toutefois nous pensons avec Pidoux que l'affection tuberculeuse se développe rarement, lorsque les manifestations rhumatismales ou goutteuses sont dans leur période aiguë. Il paraît donc avéré que le tubercule peut succéder au ruhmatisme, mais chez ces individus la tuberculose évolue d'une manière toute spéciale que nous avons du reste indiquée plus haut.

Y a-t-il antagonisme entre le tubercule et le cancer ainsi que le veut Bazin et surtout l'école allemande ? Qu'on nous permette à ce propos de rapporter la statistique de Lebert, elle suffit amplement à résoudre la question.

Lebert (*Anatomie pathogique* t., page 306), a trouvé sur 45 autopsies de cancer utérin 13 fois des tubercules pulmonaires, 5 fois anciens, 5 fois peu caracrisés, 3 fois développés récemment. Sur 34 autopsies de cancer du sein, 2 fois des tubercules récents ; sur 9 autopsies de cancer de l'œsophage, 2 fois des tubercules récents. Sur 13 autopsies de cancer des os, 2 fois des tubercules récents. En somme, 15 cas de tubercules récents sur 185 cas de cancer.

Lebert, dans sa statistique, a été surtout frappé de la fréquence des tubercules dans les cas de cancer de l'œsophage ; la raison en est bien simple et bien connue aujourd'hui. Dans le cancer de l'œsophage, comme du reste dans le cancer du tube intestinal, le premier effet du néoplasme, avant même d'avoir imprimé son cachet spécial à l'organisme, est de mettre un obstacle à la digestion. S'il siège au niveau de l'œsophage, au niveau du pylore ou du cordia, la nutrition se trouve fortement modifiée ; si c'est l'œsophage qui est atteint, il s'oppose à l'introduction des aliments, si c'est l'estomac qui est envahi, non seulement le cours des aliments est gêné, mais encore la surface qui secrète le suc gastrique se trouvant complètement transformée, il en résulte que cette sécrétion ne se fait plus ou mal, et que par conséquent, les aliments ne sont pas digérés comme ils devraient l'être. — Nous croyons donc qu'à la déchéance spéciale du cancer s'en ajoute une autre non moins redoutable, c'est celle de l'inanition. Or, si, comme le dit Pidoux, la tuberculose n'est pas autre chose que l'expression de l'état de l'épuisement de l'organisme, nous aurons réunies ici, toutes les causes favorables à l'éclosion du tubercule.

Il est à peine besoin de dire ici que la tuberculose et la scrofule ne se font pas antagonisme. — Que ces deux affections restent absolument distinctes comme le prétendent certains cliniciens, qu'elles soient au contraire confondues en une seule, ainsi que les recherches histologiques et expérimentales tendent à le prouver, nous pensons que personne aujourd'hui n'est autorisé à nier leurs rapports réciproques. Sans nous prononcer en faveur de l'une ou de l'autre de ces doctrines, nous croyons que si la scrofule doit être considérée comme maladie spéciale et distincte, elle peut produire le tubercule par affaiblissement et épuisement de l'organisme ; le tubercule serait ici encore, ainsi que le dit Pidoux, l'aboutissant ultime, auquel conduirait la cachexie scrofuleuse ; que si au contraire, ces deux affections doivent être totalement ou en partie confondues comme le veulent Bouchard, Villemin, Grancher et Cobnheim, il est évident qu'il ne saurait y avoir antagonisme, puisqu'alors elles ne seraient que deux formes de la même maladie.

Auto-Antagonisme

De la Syphilis

Nous nous proposons d'examiner dans ce chapitre s'il est des maladies qui s'opposent, et se font antagonisme à elles-mêmes, si une première attaque confère l'immunité à l'égard d'une seconde. Ce sont ces faits qui ont été désignés par quelques auteurs sous le nom d'auto-antagonisme.

Il est évident que l'auto-antagonisme ne doit s'entendre que pour les maladies virulentes, pour celles qui en envahissant l'organisme tout entier sont en état de lui imprimer une modification particulière. Nous n'avons pas l'intention de passer en revue toutes les maladies générales, cette tâche serait par trop vaste et les limites de notre dissertation ne comportent pas un semblable travail, nous étudierons simplement ici la Syphilis et la variole, qui dans l'état actuel de la science nous paraissent être les deux maladies virulentes à l'égard desquelles l'auto-antagonisme se trouve le mieux démontré.

Nous laisserons de côté le chancre mou, qui du reste n'est pas syphilitique, mais qui a été confondu pendant si longtemps avec le chancre induré et dont l'inoculation tant de fois répétée ne crée aucune espèce d'immunité ni à son égard, ni à l'égard de la syphilis; témoin le fait du docteur Lindmann qui après s'être inoculé plus de 2000 chancres mous se trouvait encore en état de réceptivité puisque le 8 juillet suivant, à la suite d'une nouvelle inoculation de matière contagieuse prise sur les ulcères amygdaliens d'un de ses amis alors en pleine syphilis, il vit apparaître quelque temps après, un chancre induré, une roseole et enfin tous les accidents de la vérole à la période secondaire.

L'irreinoculabilité du virus syphilitique fut observée pour la première fois par M. Hunter, mais il ne sut pas tirer parti de sa découverte puisqu'il confondait les deux chancres qu'il considérait comme deux accidents de la même maladie.

Baerensprung (*Got Hebdomord*). T. IX p. 309), avait inoculé sans résultat du pus du chancre induré à deux femmes qui avaient eu la syphilis deux ans auparavant mais qui ne présentaient pas d'accidents au moment de l'inoculation.

Schnepf, dans le service de Bouley à Lourcine a inoculé une vingtaine de malades atteintes de syphilis tertiaire avec des produits de sécrétion des plaques muqueuses sans obtenir d'autre résultat. Colles qui avait vu que le nouveau-né syphilitique ne communique pas la syphilis à sa mère qui l'allaite, tandis qu'au contraire une nourrice étrangère saine contracte certainement la syphilis, niait de son côté la réinoculation.

Ces expériences répétées des milliers de fois par les meilleurs observateurs Ricord, Rollet, Baumès n'ont jamais donné de résultat positif dans les cas de réinoculation.

Il est quelques faits qui semblent se trouver en contradiction avec la règle générale. D'après ces observations très rares il serait possible dans certains cas d'obtenir une réinoculation. Ce sont elles que Diday avait en vue dans son mémoire (*Archives de médecine* juillet 1862) lorsqu'il disait que : « en général le virus syphilitique comme d'ailleurs tous les virus n'exerce pas deux fois sur le même individu la même action. Plus la première syphilis aura été faible, plus l'époque de son existence sera éloignée au moment de la seconde introduction du virus, plus le virus mis en contact la seconde fois sera énergique et plus la seconde atteinte de la syphilis sera forte et vice versâ. L'expérience, d'accord avec les idées traditionnelles, montre que les seuls sujets sur qui la deuxième introduction du virus ait produit quelqu'effet pathologique sont ceux qui étaient alors guéris de leur première vérole, ou qui du moins n'avaient plus que des symptômes tertiaires, de ceux qui ne se transmettent ni par génération ni par contact. »

Les seules observations authentiques de réinoculation qu'on ait rencontrées, au milieu de tant d'essais tentés, sont : Une observation de Cazenave (annales de syphilis et de maladies de la peau, t. III, p. 100), 4 observations de Vidas (*Traité pratique des maladies vénériennes* 1853 p. 241-247-355 et 371) une à Bichet, une de Spérino (*La Syphilis* p. 28), et deux de Kolmer de Breslau (*Klinische und expérimentell Mitheilungen*, Erlanger 1864). Ces renseignements bibliographiques sont empruntés au traité de M. Rollet sur la syphilis.

Parmi ces observations contradictoires nous citerons celles de M. Bouley et de Vallace afin de montrer comment on procède à la réinoculation et de quelle manière ont évolué les symptômes.

Dans l'observation de Bouley il s'agit d'une nourrice primitivement infectée par son nourrisson et qui fut de nouveau inoculée par Bouley, quelques années après, au moyen de charpie trempée dans le produit de secrétion des condylomes de la même malade, et appliquée sur une surface vésicatoriée. Vingt-deux jours après, sur la place même du vésicatoire apparurent deux papules lenticulaires d'un rouge cuivré, tirant sur la couleur du jambon, sans prurit, elles étaient saillantes, indurées, recouvertes de squames furfuracées; elles présentaient enfin absolument les mêmes caractères que le chancre induré.

L'observation de Vallace, a trait à deux époux dont la femme fut infectée par le mari ; tous deux étant à l'hôpital, après le 40e jour de leur entrée, on prit le produit de sécretion de condylomes existant sur la peau du penis et sur les amygdales qu'on inocula à la femme, qui présentait encore de son côté des tubercules sur le perinée et l'anus. Le 26e jour, cette surface qui avait paru guérie complètement redevint douloureuse, proéminente, elle présenta bientôt après quelques saillies tuberculo-squameuses dont chacune était de la grandeur d'un pois; le 35e jour, le point d'inoculation, les saillies tuberculeuses sont élargies, ulcérées, tendant à se réunir en anneaux.

Pour tous les syphiligraphes, l'immunité pro-

produite par une première infection est aujourd'hui un fait accompli ; cette immunité se rencontre à toutes les périodes de la syphilis, et même chez les anciens syphilitiques où tous les accidents paraissent avoir disparu depuis plusieurs années.

Quant aux faits exceptionnels dont nous venons de citer deux exemples, ils montrent d'après Rollet que dans quelques cas, aussi bien à la période secondaire qu'à la période tertiaire cette immunité peut n'être pas absolue, et que certains individus sont capables d'être infectés deux fois par le virus syphilitique.

Lorsqu'on examine avec soin ces cas exceptionnels il est cependant une chose qui frappe dans la marche et l'évolution de cette seconde syphilis, c'est le petit nombre d'accidents secondaires ; on ne signale pas de roséole, il n'y a pas de plaques muqueuses indiquées dans les observations, c'est à peine si on a parlé des engorgements ganglionnaires du début, accidents qui cependant ne manquent jamais de bien se montrer dans une première atteinte de la syphilis. Rollet avait bien remarqué ce côté faible de la question, lorsqu'il dit dans son livre sur la syphilis : « Qu'il y a eu des réinoculations faites avec succès, mais que le résultat n'a pu être complet puisque la reproduction régulière de la maladie a toujours été peu prononcée. » Cependant, comme on le voit, il admet la réinoculation positive, il reconnaît que les faits sont très rares, mais pour lui ils existent.

Fournier ne partage pas cette manière de voir : pour lui la syphilis ne se contracte qu'une fois, une première atteinte suffit à créer l'immunité; il explique de la manière suivante les cas de réinoculation : « Il arrive parfois que certaines syphilides muqueuses s'indurent à l'instar du chancre, c'est-à-dire se doublent à leur base d'un exsudat néoplasique, lequel par ses attributs, ses caractères, sa façon d'être, rappelle plus ou moins complètement l'exsudat néoplasique du chancre, le néoplasme induré de l'accident primitif, de telle sorte qu'au toucher, ces syphilides fournissent la même sensation que le chancre, qu'elles sont indurées comme lui. On croirait en explorant leur base, leur assise, avoir sous le doigt la base, l'assise, l'induration spécifique du chancre; tel est dans toute sa simplicité le phénomène de l'induration secondaire. »

Pour Fournier ces syphilides indurées seraient très capables d'induire en erreur, car elles présentent absolument les mêmes caractères que le chancre induré vrai. C'est pour lui ce qui a donné lieu à l'erreur de Diday, Rollet, etc.

Quoiqu'il en soit, que la syphilis dans certains cas très-rares soit capable d'être réinoculée, qu'au contraire comme le veut Fournier, la syphilis ne soit jamais réinoculable, ce qui nous paraît plus probable pour les raisons indiquées par cet auteur, il est un fait qui s'impose, c'est l'auto-antagonisme. Les quelques observations de réinoculation positive, à supposer qu'elles doivent s'interpréter comme le veut Diday, sont trop peu nombreuses à comparer aux milliers de réinoculations négatives pour qu'elles puissent infirmer en quoi que ce soit cette règle si générale, à savoir que le virus syphilitique une fois introduit dans l'organisme suffit à préserver l'individu de toute nouvelle inoculation.

Que dire maintenant de la syphilisation, si ce n'est qu'elle doit être absolument laissée de côté. C'est une pratique mauvaise et dangereuse,qui ne crée l'immunité qu'en conférant la maladie avec ses terribles conséquences.

Pour ce qui concerne les fièvres éruptives, la règle générale est la même que celle que nous venons d'indiquer pour la syphilis : c'est-à-dire qu'une première contagion confère le plus souvent l'immunité à l'égard d'une seconde atteinte. L'organisme dans lequel a évolué le poison de l'une d'entre elles, est moins apte à recevoir de nouveau ce même poison. La durée de cette immunité, bien que très variable suivant les individus, dépend cependant, dans une certaine mesure, de la gravité de la première affection et aussi du temps qui s'est écoulé depuis son inoculation : plus la première éruption aura été confluente, plus l'affection aura été sérieuse et plus aussi l'immunité se prolongera. Toutefois, cette immunité est loin d'être constante, et il faut reconnaître que les cas de récidive ne sont pas très rares. Néanmoins pour tout ce genre d'affection l'auto-antagonisme nous paraît exister réellement.

Antagonisme

De la Variole et de la Vaccine

Nous ne discuterons pas ici l'antagonisme du vaccin par rapport à la variole, c'est un fait admis par tout le monde, la preuve en est faite depuis de longues années, et il serait puéril de nous y arrêter trop longtemps. Nous rapporterons seulement dans ce chapitre les quelques expériences qui ont été faites à l'école vétérinaire de Lyon, expériences qui, tout en démontrant que le vaccin exclut la variole, prouvent également que le virus du vaccin n'est pas le même que le virus de la variole, et que ces deux virus tout en présentant certains rapports assez intimes doivent être cependant soigneusement distingués.

Cependant Depaul dans son rapport sur les vaccinations pratiquées en France pendant l'année 1861, prétendit que l'inoculation de la vaccine et de la variole produisent chez l'homme la même maladie, et qu'il suffit de reconnaître « un virus varioleux, virus inoculable d'une espèce à l'autre, se reproduisant avec ses propriétés principales, en donnant toujours lieu à un développement de pustules qui ne présentent entr'elles d'autres différences que celles qui sont la conséquence nécessaire de la peau, variable chez les espèces. »

Voici maintenant les expériences des vétérinaires

de Lyon communiquées par Chauveau à l'académie de médecine, 30 mai 1866, qui ont jeté une vive lumière sur cette question.

Dans la première série d'expériences, ces messieurs prennent trente bêtes de l'espèce bovine, qu'ils inoculent avec la vaccine primitive, au cowpox, fournie par Lanoix; chez toutes apparurent bientôt de magnifiques pustules vaccinales, les éruptions restèrent absolument locales. Sur un seul de ces animaux, il y eut une petite pustule surnuméraire due très probablement à une auto-inoculation.

Ils inoculèrent ensuite une vingtaine d'autres bêtes avec du vaccin récemment importé sur l'homme (vaccin Jennerien). Le succès fut aussi complet que dans le premier cas; un seul de ces animaux cependant, qui avait été inoculé un peu plus tard, ne présenta pas de bien belles pustules, du reste il montra plus tard qu'il était doué d'une faible immunité.

Le cowpox ainsi obtenu parut aussi beau que le cowpox primitif, il put même se transmettre à l'homme et au bœuf pendant plusieurs générations. Ce même cowpox, servit en suite à vacciner des enfants, chez lesquels les pustules furent aussi belles que celles du cowpox vrai.

Dans une dernière série, ces messieurs inoculèrent dix-sept vaches ou génisses avec de la variole humaine; aucun des sujets ne présenta le cowpox, mais chez tous l'inoculation détermina la formation de petites papules rougeâtres, qui présentaient des différences d'aspect et de caractères absolument différents de ceux du vaccin, si bien qu'aucune assimilation ne pouvait être faite entre les deux éruptions. Ces papules disparurent ensuite sans laisser de croûtes.

Ces papules n'étaient cependant pas des inflammations non spécifiques, car ces animaux étaient devenus réfractaires au cowpox et au vaccin. La réinoculation faite soit avec du vaccin humain, soit avec du cowpox vrai, ne donna qu'un seul résultat sur quinze insuccès, trois autres sujets avaient eu cependant des pustules rudimentaires et éphémères.

Ainsi que le fait remarquer Constantin Paul dans sa thèse d'agrégation, c'était bien la variole inoculée au bœuf, mais comme elle était petite et papuleuse elle avait échappé à Depaul.

Monsieur le professeur Chauveau et les vétérinaires lyonnais ne s'en tinrent du reste pas là ; voulant savoir si c'était bien à la variole qu'ils avaient réellement affaire, ils incisèrent les pustules et après en avoir extrait par le raclage une certaine quantité de sérosité, ils l'inoculèrent à plusieurs animaux, mais au lieu de reproduire le cowpox ils n'ont obtenu qu'une éruption faible et en tout point semblable à la précédente.

Ces messieurs sont allés plus loin, et ont donné une démonstration plus complète encore. Ils prirent un enfant vacciné, auquel ils inoculèrent le même virus. On ne vit d'abord qu'une seule pustule correspondant au point où avait eu lieu l'inoculation, mais bientôt après apparurent d'autres pustules secondaires, petites d'abord, puis ensuite volumineuses, si bien que vers le onzième jour l'éruption pustuleuse était généralisée à toute la surface du corps. Cette dernière expérience prouvait d'une façon évidente qu'en passant par le bœuf la variole reste variole et ne devient pas vaccine. Un second enfant inoculé avec le liquide des pustules du premier, présenta également une variole généralisée, mais plus discrète que la première. Enfin pour s'assurer qu'on était bien en présence d'une variole et non d'une vaccine généralisée, on inocula une génisse avec les pustules du second enfant et on obtint non le cowpox mais l'éruption type de la variole bovine.

Ainsi donc ces expériences montrent bien que la variole de l'homme inoculée à la vache donne la variole et non le cowpox. Reinoculée du bœuf à l'homme, elle redevient variole et enfin reportée à la vache elle y reste encore variole. Ces deux virus semblent donc très différents et comme ils se limitent, on est autorisé à les considérer comme se trouvant en antagonisme.

Dans une troisième série, ces messieurs se sont servis d'ânes et de chevaux dans leurs expériences et ils ont obtenu les résultats suivants:

La vaccine primitive inoculée au cheval donne une magnifique éruption de horse-pox, la variole inoculée ensuite ne se développe pas, il n'y a pas d'éruption.

D'autre part la variole inoculée à des animaux non vaccinés, donne des boutons absolument semblables à ceux produits dans les mêmes circonstances dans l'espèce bovine. Cette variole équine inoculée à trois enfants, ne produisit rien chez le premier, chez le second elle donna lieu à une varioloïde généralisée, et provoqua chez le troisième une variole très confluente, et semblable à celle qui avait eu lieu sur un enfant inoculé avec la variole bovine.

Ces expériences indiquent donc bien que chaque virus reste identique à lui-même et que la variole et la vaccine sont deux affections absolument différentes : elles montrent en plus que ce sont deux maladies antagonistes par excellence, qu'elles s'excluent et se limitent. Mais là encore, l'antagonisme est loin d'être absolu, il n'existe que pendant un certain temps, puis il diminue jusqu'au moment où il disparaît complètement. Aussi tout le monde sait que la vaccine ne met pas absolument et pour toujours l'individu à l'abri de la variole ; cependant l'expérience de chaque jour prouve que cette dernière maladie n'est jamais aussi confluente et aussi grave chez les sujets vaccinés.

Bien plus pour que la vaccine puisse produire ces heureux résultats et conférer à l'organisme l'immunité relative que nous venons de signaler, il faut qu'elle ait été inoculée à l'individu un certain temps avant le virus variolique. L'incubation de la variole étant plus longue que l'incubation du vaccin, il serait possible de voir coïncider les deux éruptions, il suffirait pour cela d'inoculer le vaccin pendant que l'individu se trouve en puissance ou plutôt sous le coup de l'infection variolique. Mais il est à noter que même dans ces cas si l'individu a été vacciné assez tôt pour qu'il puisse jouir de l'immunité au moment de la fièvre de suppuration, la variole tourne court et se trouve considérablement modifiée.

Les expériences des vétérinaires Lyonnais que

nous avons signalées, sont empruntées à la thèse d'agrégation de Constantin Paul, 1866.

Après les expériences que nous venons d'indiquer la question semble complètement jugée et le problème résolu en faveur de la dualité des virus, mais, il n'en n'est rien ; depuis les travaux de M. Pasteur sur le choléra des poules, de nouvelles études sont encore nécessaires. Nous lisons en effet dans Duclaux, *Ferments et maladies*, p.247 : « ce n'est pas par le passage du virus de cette maladie (choléra des poules) à travers le corps de certains animaux qu'on obtient son atténuation, c'est par diverses influences dont la plus importante est l'action de l'air. Constamment cultivés dans le corps des poules, au contraire, deux virus identiques à l'origine peuvent manifester et conserver des degrés très divers de virulence et se montrer aussi dissemblables en apparence que celui de la vaccine et de la variole. » Il est probable, ajoute Duclaux, qu'il y a vaccin et vaccin, celui qui vient de la vache peut n'être pas le même que celui qui est transmis de bras à bras et que sous des apparences semblables se cachent des effets de vaccination très divers. « Rien, a priori, ne nous permet de séparer un virus bénin comme celui de la vaccine d'un virus actif comme celui de la variole. Mais ces mêmes découvertes dont nous venons de parler ne nous autorisent pas non plus à les confondre sous prétexte que l'un confère l'immunité par rapport à l'autre, car nous avons vu que les poules, vaccinées du choléra des poules devenaient incapables de contracter le charbon. En résumé tout est possible, mais il n'y a encore rien de démontré. »

En résumé après avoir nié l'antagonisme nous sommes amenés par l'étude et l'observation des faits à affirmer l'auto-antagonisme, entendu de la manière que nous l'avons défini au commencement de ce chapitre. L'auto-antagonisme existe donc réellement pour nous, une première atteinte d'une affection virulente suffira à mettre le sujet à l'abri d'une seconde atteinte de la même maladie, et comme le veut Diday pour la Syphilis, l'immunité acquise après un premier contage sera d'autant plus absolue et se prolongera d'autant plus longtemps que l'organisme aura été frappé plus énergiquement et depuis moins de temps.

Il est possible que cette immunité soit due à des modifications imprimées par le virus au milieu dans lequel il s'est développé. Lorsque par sa présence le virus a transformé complètement ce milieu, lorsqu'il a épuisé tout ce qui était nécessaire à sa vie, après qu'il a absorbé toutes les substances utiles que contenait primitivement ce milieu, qui est le sang ou les autres liquides de l'organisme, à ce moment, dis-je, le virus périclite, meurt, disparaît. Cette manière de comprendre les faits explique pourquoi et comment les maladies virulentes finissent, elle explique aussi pourquoi une première atteinte confère une immunité plus ou moins complète, plus ou moins longue. En effet, si nous supposons un milieu transformé par une première atteinte, inapte par conséquent à recevoir de nouveau le même virus, on comprend très bien qu'un certain temps soit nécessaire, pour que les conditions de santé dans lesquelles va vivre l'individu puissent restituer au milieu ses qualités première et le rendre apte à recevoir de nouveau une reinoculation. Il se passerait ici ce qui se produit chaque jour pour la culture des plantes : Qu'un agriculteur s'avise par exemple, de jetter pendant plusieurs années de suite, la même semence dans le même champ ? il ne récoltera assurément que l'insuccès comme prix de ses durs labeurs. Le sol est devenu aride, il ne contient plus les éléments nécessaires à la vie de cette plante, puisqu'ils ont été épuisés par celles qui s'y sont développées antérieurement ; il a besoin de se reposer lui aussi pour permettre à l'air, à l'atmosphère ou aux détritus végétaux de lui restituer les principes nutritifs qu'il possédait autrefois. Le temps pendant lequel le terrain devrait rester au repos constituerait la durée de l'immunité à notre point de vue.

S'il est vrai que le virus de la variole et celui de la vaccine soient différents nous pourrions encore expliquer à peu près de la même manière l'antagonisme de ces deux affections. Nous disons s'il est vrai, parce qu'ainsi que nous l'avons montré un peu plus haut, si les expériences de M. le professeur Chauveau et des autres vétérinaires lyonnais tendent à prouver que ces deux affections sont dues à deux virus différents, les recherches de Pasteur et les travaux de Ducleaux nous montrent que le doute est encore permis à cet égard ou tout au moins que de nouvelles recherches sont nécessaires pour juger la question.

Quoi qu'il en soit, l'explication que nous avons donnée de l'auto-antagonisme peut s'appliquer ici, il suffit d'admettre pour cela que le virus de la variole et celui de la vaccine, si tant est qu'il y en ait deux, se développent dans le même milieu et aux détriments des mêmes éléments. Dans cette hypothèse, la variole ne pourrait pas ou du moins très incomplètement se déloppper après la vaccine, parce que le milieu de l'individu se trouverait modifié et dépourvu des éléments nécessaires à l'évolution du second virus. Ainsi donc la variole et la vaccine se trouveraient d'obéir aux règles générales de l'auto-antagonisme, auxquelles elles paraissaient déroger tout d'abord.

Antagonisme de la fièvre intermittente et de la phthisie

Ce fut encore Boudin, qui fut le promoteur de cette idée. — En même temps qu'il étudiait les rapports de la fièvre intermittente et de la fièvre typhoïde, il lui avait semblé qu'on ne rencontrait pas la turberculose là où régnait la fièvre intermittente ; il avait observé que les soldats tuberculeux qu'on envoyait dans les stations navales infestées par le miasme palustre, voyaient leur état s'améliorer considérablement, et leur mortalité diminuer dans de notables proportions. S'appuyant sur les faits qu'il lui avait été donné d'observer, il arriva à poser en principe, que la tuberculose ne se rencontre pas dans les pays où règne la fièvre intermittente. Mais ce n'est qu'en 1842, dans les deux lettres qu'il écrivait, l'une à l'Académie de médecine, l'autre à l'Académie des sciences, qu'il déclara nettement qu'il y avait antagonisme entre ces deux affections.

Dans son livre sur la géographie médicale, il montre (chap. climat), que la tuberculose ne se rencontre pas dans les points du globe où règne la fièvre intermittente. Un peu plus loin, il s'efforce de démontrer que les sujets qui ont été soumis dans leur enfance à l'influence des émanations palustres et qui, par conséquent, ont été paludéens dans la suite, se trouvent par cela même, en état de résister absolument aux causes qui produisent la tuberculose, lorsqu'ils viennent à être transportés dans un pays où la phthisie est très répandue.

Nepple soutint les idées de Boudin; pour lui, plus on pénètre dans le pays des étangs, moins on rencontre de tuberculeux; plus on trouve de fièvres intermittentes dans un pays, moins on y rencontre de phthisiques.

Paccoud et Hudelet de Bourg, confirment par des observations personnelles les faits avancés par Nepple. Pour Hahn, l'endémicité de la fièvre intermittente semble exclure la phthisie.

Si la théorie de Boudin trouva des adeptes, elle eut aussi ses nombreux contradicteurs, et malgré les excellentes recherches de ce médecin éminent, malgré de nombreuses observations qui semblaient devoir lui donner raison, beaucoup de faits sont venus montrer depuis que sa conclusion était au moins douteuse, sinon erronée.

M. Lévy fut un des premiers à faire entendre ses

protestations ; il montra qu'en Alsace où presque tous les habitants sont paludéens, il y a cependant aussi une grande quantité de tuberculeux. Gintrac, dans un excellent travail paru dans la *Gazette médicale* de Paris, 1843, montra d'après de nombreuses observations recueillies dans le département de la Gironde, que non seulement, il n'y a pas antagonisme entre la fièvre intermittente et la tuberculose, mais qu'au contraire il y a parallélisme, les deux affections se rencontrant l'une à côté de l'autre. Forget, dans une statistique faite à Strasbourg pendant les annés 1836 et 1839, montre que sur 335 décès de fièvres intermittentes, il trouve 230 décès de phthisie ; il prouve de plus qu'aux Antilles, où les fièvres intermittentes sont endémiques les morts par phthisie sont autrement fréquentes.

Les médecins italiens nous fournissent des documents importants. Le docteur Corradi combat formellement ce prétendu antagonisme, il rapporte de nombreux faits négatifs. Sangalli, de Pavie, pays où se trouvent de nombreuses rizières et des marais, constate que la mortalité par phthisie est de 11 o/o et que sur 114 autopsies de tuberculeux, il trouve 23 fois la rate hypertrophiée à un degré très prononcé.

Le docteur Dulini, de Milan, affirme avoir vu la tuberculose pulmonaire succéder aux fièvres de marais. D'autre part, Swevagt sur un nombre de 381 phthisiques aurait rencontré 39 fois la fièvre intermittente.

D'après Laure (*Considérations sur les maladies de*

la Guyane, Paris, 1859), cité par Villemin « après la fièvre de marais qui semble l'état normal de la constitution médicale, il n'est pas de maladies plus répandue à la Guyane que la phthisie, et sans doute celle-ci aurait plus de part dans la mortalité générale si la cachexie ne prélevait sur l'enfance un large tribut. » Dans les régions montagneuses du pays, ajoute Laure, la phthisie est presque inconnue.

Si nous nous rappelons les conditions ordinaires dans lesquelles se développe la tuberculose, nous serons conduits à nous demander si elles ne sont pas ici les mêmes que partout ailleurs ; ainsi, tandis que la tuberculose règne surtout dans les villes peuplées, où les nécessités de la vie obligent les malheureux habitants à vivre dans des espaces étroits et confinés, nous voyons qu'elle est relativement rare dans les pays où les habitants sont dispersés, c'est ce qui se passe dans les localités à malaria où la population fuit le fléau et se divise. Qu'on vienne au contraire à dessécher les étangs, la fièvre intermittente disparaît, la population croît, augmente, se développe proportionnellement aux nouvelles richesses et ainsi se trouvent réalisées les conditions favorables à la tuberculose.

Cette manière de concilier les faits qui ont donné lieu à tant de discussions élevées au sein de l'Académie de médecine est celle de Villemin. — Herard et Cornil, dans leur ouvrage sur la tuberculose, pensent qu'on pourrait expliquer autrement la rareté plus grande de la phthisie dans certains pays où règne la malaria. Pour ces auteurs, ainsi que pour Bricheteau et Perraud, le climat serait encore ici le principal facteur, les régions chaudes et humides à température constante et uniforme seraient très favorables aux tuberculeux et s'opposeraient dans une certaine mesure au développement de la phthisie. Cette opinion paraît confirmée par les observations recueillies à Strasbourg, ville à climat froid et humide, à température variée, qui se trouve décimée à la fois par la fièvre intermittente et la tuberculose, tandis qu'au contraire les régions palustres plus méridionales de la Bresse ne comptent qu'un très petit nombre de tuberculeux.

Comme on le voit après toutes ces observations la doctrine de Boudin est bien compromise, et malgré l'authenticité de quelques observations, qui du reste peuvent s'expliquer autrement, elle conserve bien peu de crédit. Les observations des docteurs italiens nous ont montré les deux affections réunies sur le même individu ; celles de Vigouroux, nous indiquent que la phthisie peut se développer chez les malades atteints de cachexie paludéenne.

Nous terminerons donc ce chapitre en disant que si la tuberculose est moins fréquente, et même rare dans certains pays à malaria, il n'y a pas pour cela antagonisme entre ces deux affections, mais simplement substitution ; ces conclusions sont du reste celles de Herard et Cornil dans leur traité de la tuberculose.

SECONDE PARTIE

Antagonisme entre la fièvre typhoïde et la phthisie pulmonaire

Dans l'historique que nous ferons de la question, nous commencerons par rapporter l'opinion des auteurs qui sont partisans de l'antagonisme, nous indiquerons ensuite ceux qui le rejettent et qui pensent que rien dans ces deux affections ne se repousse ou s'élimine.

Rillet et Barthez dans leur *Traité des maladies des enfants*, t. 2, p. 398, déclarent n'avoir jamais vu la tuberculose succéder à la fièvre typhoïde, parcourir son évolution et déterminer la mort à une époque plus avancée ; ils affirment n'avoir pas vu davantage la fièvre typhoïde atteindre les enfants gravement tuberculeux, et comme la phthisie à marche rapide ressemble à s'y méprendre à une dothiénentérie, ils sont tentés de penser que dans les faits rapportés par Taupin, il s'agissait simplement d'une phthisie aiguë à forme typhoïde. D'autre part ils croient que si la fièvre typhoïde exerce une influence sur la tuberculose, cette influence est analogue à celle de la vaccine et de la variole, c'est-à-dire que loin d'imprimer une marche plus rapide à la lésion pulmonaire, elle contribue à faire passer les tubercules à l'état crétacé.

Néanmoins dans le tome 3 de leur ouvrage, page 414, ils font remarquer que chez quatre enfants morts de fièvre typhoïde du 28e au 52e jour, ils ont rencontré un très petit nombre de tubercules pulmonaires qui se présentaient sous forme de granulations grises. Il est infiniment probable d'après ces auteurs que ces tubercules ont apparu pendant le cours de la dothiénentérie. Pour ce qui nous concerne, nous retiendrons ces faits et nous montrerons plus tard quelle interprétation nous croyons pouvoir leur donner.

Barthez (*Société de médecine des hôpitaux*, 1855), admet l'exclusion presqu'absolue de ces deux maladies. Joseph Frank sans se prononcer complètement admet cependant l'antagonisme lorsqu'il écrit : « Pendant que je pratiquais la médecine depuis 1796 à 1804 dans le grand hôpital de Vienne, il m'est arrivé plusieurs fois de voir des malades soupçonnés de phthisie plus ou moins avancée, placés dans des chambres où se trouvaient des malades atteints de typhus, contracter la maladie et après avoir heureusement triomphé de cette fièvre de l'hôpital sortir exempts de phthisie. » (*Traité de Path. int.* traduit par Bayle, t. IV, p. 246.)

Pour Forget (*Traité de l'entérite folliculeuse*, p. 240), les cas d'entérite folliculeuse succédant à la phthisie sont rares; en recueillant ses souvenirs il en trouve à peine quelques exemples, « chose d'autant plus remarquable que les glandes de Peyer sont très sujettes à s'affecter dans la phthisie. » Cependant il publie deux observations opposées à sa manière de voir. Ces diverses complications lorsqu'elles existent, dit-il, aggravent la maladie et peuvent constituer tout le danger.

« Je n'ai jamais observé dit Godelier (cité par Villemin), parmi les innombrables tuberculeux qui ont passé dans mon service de clinique, un seul cas de fièvre typhoïde chez les tuberculeux, et d'autre part, je n'ai jamais vu de typhique devenir tuberculeux pendant leur séjour à l'hôpital. Ceux qui sont morts ne m'ont en outre jamais offert de tubercules dans les poumons ni dans les autres organes. »

Thirial dans un excellent mémoire que nous aurons l'occasion de citer plusieurs fois, fut un des principaux défenseurs de l'antagonisme. Se basant sur ce fait souvent observé, que la dothiénentérie paraissait moins contagieuse dans les hôpitaux de Paris qu'en ville et en province, il en conclut que cette différence tient simplement à ce que les sujets aptes à recevoir la contagion dans les hôpitaux sont en général dans un état de santé assez peu satisfaisant tandis qu'en ville et en province la contagion est plus fréquente parce qu'elle s'opère sur des individus qui le plus souvent sont dans un état de santé prospère. Or, ajoute l'auteur, « si les faits observés soit à Paris soit en province sont certains, il faut que cette opposition tienne non à la maladie elle-même, car elle est la même ici et là, mais bien à des conditions antérieures différentes. » Thirial en tire cette conclusion déjà indiquée par Barthez, à savoir que la fièvre typhoïde pour se développer réclame certaines conditions antérieures ou actuelles de santé : « elle ne prend pas ou du moins difficilement sur les sujets travaillés par d'autres affections, elle répugne aux maladies chroniques accomplies et rarement elle s'associe aux maladies aiguës pour peu qu'elles présentent quelque gravité. »

Sans anticiper sur notre sujet, nous croyons pouvoir expliquer autrement que ne le fait Thirial la rareté de la contagion de la fièvre typhoïde dans les hôpitaux, où tous les sujets se trouvent affectés de maladies plus ou moins graves. Nous avons dit dans le chapitre où nous nous sommes occupés de l'antagonisme dans les épidémies, que lorsque des causes différentes agissaient à la fois sur l'économie, c'était celles dont l'influence se faisait le plus énergiquement sentir qui imprimaient leurs caractères et qui nommaient la maladie. Nous croyons pouvoir tenir ici le même raisonnement. Nous sommes, dans ce cas, en présence d'individus dont la santé est plus ou moins troublée, plus ou moins altérée, ils sont de ce chef moins en état de réceptivité. Mais il est une autre raison que nous pouvons également invoquer, c'est celle qui tient à l'acclimatement. Les malades d'une salle hospitalière sont moins accessibles aux épidémies, leur réceptivité est moindre parce que leur organisme a déjà pris l'habitude de résister aux agents extérieurs de ce milieu où ils sont obligés de vivre, et c'est pour ainsi dire par un entraînement lent et progressif qu'ils ont atteint ce que j'appellerais volontiers cette pseudo-immunité. Ce fait est si vrai que s'il arrive parfois de voir des malades contracter une affection épidémique dans les salles, ce sont en général les derniers arrivés qui sont atteints. Et puis enfin à côté des malades, il y a le personnel hospitalier, médecins, élèves, sœurs, etc. pour le plus grand nombre desquels les raisons d'immunité indiquées par Thirial ne peuvent être invoquées, et cependant si nous rappelons nos souvenirs combien petit sera, dans ce groupe, le nombre d'individus atteints, eu égard à celui des étrangers, parents ou amis qui auront contracté les uns la variole, les autres la fièvre typhoïde à la suite d'une simple visite dans les salles des hôpitaux. Notre manière de voir se trouve encore confirmée par cette sage précaution dont les chirurgiens ne manquent jamais de s'entourer, en temps d'épidémie, avant d'opérer un malade nouvellement arrivé à l'hôpital, précaution qui consiste, autant bien entendu que les circonstances le permettent, à faire faire au patient, pour ainsi dire un certain stage, qui lui permettra de se familiariser avec le nouveau milieu dans lequel il est appelé à vivre.

Grésinger, p. 298, fait du reste remarquer que bien que la fièvre typhoïde atteigne les enfants les plus vigoureux, elle n'épargne pas cependant les sujets de constitution mauvaise avec maladie chronique de la peau, des glandes, des os, etc., etc. — Dans les maladies consécutives à la dothiénentérie, Grésinger, place la tuberculose à côté de la bronchite.

Pour Perroud (*De la tuberculose*, p. 216-1861), les pyrexies quelle que soit leur durée impriment à l'organisme des modifications permanentes qui créent l'immunité. Pour lui il serait difficile de distinguer la part qui doit être attribuée aux pyrexies, de celle qui appartient soit aux antécédents héréditaires, soit aux mauvaises conditions hygiéniques au milieu desquelles le sujet a vécu. Il ne serait pas moins difficile de décider si c'est comme cause occasionnelle ou comme cause déterminante que la pyrexie a agi ou agira, ajoute l'auteur.

Pidoux, dans son *Étude générale et pratique sur la tuberculose*, 2e édition, p. 331, à l'instar de Thirial signale l'embarras dans lequel le pratricien peut se trouver lorsqu'il s'agit de distinguer la fièvre typhoïde de la granulie ou de certaines formes de phthisie aiguë. Il s'affirme entièrement partisan de l'antagonisme, et déclare ne conserver aucun doute à cet égard. « Je crois, dit-il, à la réalité de cette antipathie ou de cet antagonisme pathologique, autant au moins qu'à l'affinité de la coqueluche et de la rougeole pour la tuberculose pulmonaire. »

Tout en étant moins affirmatif que les précédents, Guéneau de Mussy (*Étiol. de la tuberculose*, p. 423-clin.), se prononce néanmoins en faveur de l'antagonisme. « Je crois avoir observé des malades dit-il, qui sont devenus tuberculeux pendant la convalescence de la fièvre typhoïde: je dis, je crois, parce que dans quelques cas on peut se poser cette question : n'a-t-on pas pris pour une fièvre typhoïde, une phthisie qui au début a suivi une marche aiguë ? »

Dans sa thèse inaugurale (Paris 1865), Revillod se déclare partisan absolu de l'antagonisme, nous allons indiquer ses conclusions :

1° Qu'on a souvent pris la forme typhoïde de la phthisie aiguë pour une vraie dothiénentérie et que cette erreur a conduit nécessairement à cette autre : à savoir, que la tuberculisation succédait fréquemment à la fièvre typhoïde, que les deux maladies pouvaient marcher ensemble ;

2° Qu'on doit admettre au contraire un antagonisme entre la fièvre typhoïde et la tuberculose, surtout dans sa marche aiguë, parce que :

La fièvre typhoïde ne se déclare que chez un sujet en bonne santé, ou au moins qui n'est pas sous le coup d'une tuberculisation inactive.

Que réciproquement la fièvre typhoïde ne sera jamais une cause déterminante des tubercules.

Nous signalons simplement ces conclusions sans nous y arrêter, car nous aurons à les discuter dans le cours de ce chapitre.

Bien que Villemin pense que de nouvelles observations soient nécessaires pour juger la question, il se range néanmoins avec une certaine hésitation, du côté de ceux qui admettent l'antagonisme. « Depuis que notre attention s'est arrêtée sur ce point, dit-il, nous avons interrogé un grand nombre de phthisiques dans le but de savoir s'ils avaient eu la fièvre typhoïde, et jusqu'ici nous n'avons rencontré cet antécédent chez aucun d'eux. Notre observation sur ce point est assurément trop insuffisante et trop incomplète pour qu'elle puisse servir de fondement à une sorte de loi d'exclusion de la phthisie par la fièvre typhoïde, mais nous pensons que le fait est assez important pour qu'il mérite d'être étudié jusqu'à solution définitive. (Villemin, p. 428, *De la Tuberculose*.

Dans sa thèse d'agrégation (Paris, 1866. *De l'Antagonisme*), Constantin Paul, se fondant uniquement sur le mémoire de Thirial, déclare que l'antagonisme de la tuberculose et de la fièvre typhoïde lui paraît un des mieux démontrés.

Damaschino (*Etiologie de la tuberculose*, thèse d'agrégation, 1882), tout en reconnaissant que de nouvelles recherches sont nécessaires pour trancher la question, termine son travail en disant que la fièvre typhoïde lui paraît être antagoniste de la tuberculose dans ce sens qu'elle semble choisir son terrain et qu'elle n'attaque guère que les individus les moins exposés aux manifestations générales et diathésiques.

Nous venons d'indiquer brièvement l'opinon des auteurs qui affirment l'antagonisme de la dothiénenterie et de la tuberculose, nous allons maintenant passer en revue l'opinion de ceux qui reconnaissent les influences réciproques de ces deux maladies, qui nient par conséquent l'antagonisme. Louis, dans son *Traité sur la fièvre typhoïde*, p. 332, t. I, cite plusieurs observations de tuberculose succèdant à la fièvre typhoïde. Il s'exprime ainsi : « j'ai rencontré des granulations demi-transparentes ordinairement très-fines, plus ou moins nombreuses chez quatre sujets. — Chez l'un d'eux un tubercule crû au sommet du lobe supérieur droit. Les cas sont relatifs à des individus dont le parenchyme pulmonaire était d'ailleurs sain (obs. 17-34-43-44), qui tous avaient succombé à une époque plus ou moins avancée de la maladie, du 25e au 46e jour, ce qui doit porter à croire que chez un certain nombre, du moins, les granulations se sont développées postérieurement au début de l'affection typhoïde qui aurait été la cause excitante. Autrement on ne concevrait pas qu'aucun des sujets morts du 8e au 20e jour n'en ait présenté la moindre trace. »

« Laennec (*Ausculation médiate*, p, 424), pense que les fièvres continues ou intermittentes graves paraissent être assez souvent des occasions favorables au développement des tubercules, car il n'est pas rare de trouver à l'ouverture des corps des individus qui ont succombé à ces maladies, quelques tubercules, parfois assez volumineux, dans le poumon et surtout dans les glandes bronchiques. » Il pense toutefois qu'il est plus rare de voir la tuberculose succéder à une fièvre continue, qu'il ne l'est de trouver des tubercules chez les fièvreux.

D'après Taupin (cité par Rillet et Barthez) la tuberculose succéderait quelquefois à la fièvre typhoïde.

Leudet (cité dans le *dictionnaire de Jaccoud*, phth., p. 508), est d'avis que la fièvre tyhpoïde et la tuberculose aiguë peuvent exister en même temps chez le même individu et rendre le diagnostic presque nécessairement erroné et incomplet. Nous croyons inutile d'ajouter que nous ne partageons pas cette opinion.

Mercier admet, lui aussi, que la fièvre typhoïde entraîne fréquemment à sa suite la phthisie aiguë. Nous avons vu, dit-il dans sa thèse, plusieurs fois la phthisie suivre de si près la fièvre typhoïde qu'elle devenait pour ainsi dire subintrante, mais il y a plus : ces deux maladies peuvent exister dès le début, se développer simultanément et parcourir parallèlement toutes leurs périodes sans préjudice de l'une à l'autre. »

Guillermet, sans donner des preuves, écrit dans sa thèse que la tuberculose peut succéder assez souvent à la dothiénenterie.

Hérard et Cornil pensent que cette question emprunte toute son obscurité à la difficulté que présente quelquefois pendant la vie le diagnostic de fièvre typhoïde et de phthisie aiguë; cependant, il ne pense pas que l'erreur puisse se prolonger après la mort, à cause des différences de lésions de l'une et de l'autre de ces deux affections.

Après les observations mêmes de ceux qui ont pris en main la défense de cette antagonisme, la fièvre typhoïde peut atteindre les individus qui présentent, dans différents organes de l'économie, des tubercules à l'état latent, fait signalé par plusieurs anatomo-pathologistes et notamment par Louis qui a trouvé quatre fois des granulations tuberculeuse sur 46 autopsies de fièvre typhoïde. Or pour nous, qui regardons et à bon droit, la lésion anatomique comme le caractère essentiel de la diathèse, nous devons considérer le malade porteur de tubercules, comme tuberculeux et nier par conséquent l'antagonisme de la fièvre typhoïde et de la tuberculisation. Mais nous reconnaissons en même temps, que la fièvre typhoïde ne se montre pas très souvent dans le cours de la phthisie confirmée. » (*Phthisie pulmonaire* p. 606.)

Pour Grisolle (*Path. int.*), la convalescence de la fièvre typhoïde après s'être établie franchement finit quelquefois par languir, de la toux survient, les forces diminuent, et l'on ne tarde pas à constater tous les signes d'une tuberculose pulmonaire ou d'une péritonite de même nature. Pour cet auteur lorsque la phthisie apparaît dans ces circonstances, elle évolue toujours très rapidement.

Barrier cité dans la thèse de Damaschino pense que la fièvre typhoïde qui a tant de rapports avec les fièvres éruptives, doit comme ces dernières exercer une influence indirecte sur les tubercules surtout chez les sujets prédisposés.

Meks en Pepers (édition de 1882), déclare que la tuberculose a une tendance à se développer surtout chez les enfants après certaines maladies aiguës telles que la rougeole, la variole et la fièvre typhoïde.

Monneret rejette absolument l'antagonisme : « Combien ne voit-on pas de malades devenir tuberculeux après la fièvre typhoïde ! Combien succombent à une époque avancée de cette maladie avec les poumons remplis de tubercules à différents degrés ! La fièvre typhoïde et la phthisie pulmonaire ne sont donc pas des affections antagonistiques. » (Monneret. tome. II, p. 343 *Etiologie de la tuberculose.*) Et plus loin : « Toutes les maladies diathésiques peuvent se développer à l'occasion d'une fièvre typhoïde. Combien de convalescents chez lesquels se déclarent pour la première fois tous les symptômes de la tuberculisation ! En général on peut dire que les fortes constitutions sont éprouvées par cette maladie, et qu'il faut en bien augurer lorsqu'elles y résistent victorieusement. » Monneret. (*Path. int.* t. 3, *Complications de la fièvre typhoïde.*)

Andral pense que les fièvres continues graves peuvent favoriser la tuberculose, et en provoquer l'apparition pendant leur convalescence ; mais il ne partage pas l'avis de Laennec sur la fréquence de cette complication.

Dans sa thèse d'agrégation, 1866, Michel Peter écrit ce qui suit : « Parmi les affections aiguës celles qui auront le plus d'action sur la diathèse tuberculeuse et la feront le plus sûrement se localiser sur les voies respiratoires, sont évidemment celles qui sont générales, puisqu'elles débilitent l'organisme, et surtout celles qui outre qu'elles sont générales, portent plus spécialement leurs déterminations morbides sur les organes de la respiration. »

« La preuve de ce que je dis se trouve dans ce fait, que la tuberculisation succède assez souvent à la fièvre typhoïde (affection générale et déprimante), à la grippe, à la rougeole, affections générales avec déterminations morbides sur les voies respiratoires. »

La tuberculose serait d'après Murchinson une complication beaucoup plus fréquente de la fièvre typhoïde que du typhus. La plus longue durée de la dothiénentérie et la maigreur qui en est la conséquence suffiraient à expliquer cette différence. D'après ce même auteur on devrait toujours craindre la présence des tubercules quand la fièvre hectique et la bronchite persistent après la fin du quatrième septennaire (Murchinson p. 167) — p. 257. On rencontre parfois dans les poumons des tubercules récents dans des cas prolongés de fièvre typhoïde.

Bartlett, cité par le précédent, observe que la phthisie est une suite ordinaire de la fièvre typhoïde en Amérique.

Nous trouvons dans Gérhardt (Compendium, *Manuel des maladies des enfants*, 1877): La phthisie pulmonaire est très souvent observée à titre de maladie consécutive : il est bon de noter cependant que la plupart du temps ce sont des enfants déjà phthisiques et chez lesquels la fièvre typhoïde a imprimé une marche plus rapide à la maladie première. L'antagonisme de la fièvre typhoïde et de la phthisie pulmonaire, généralement accepté autrefois, a aussi peu de valeur chez les enfants que chez les adultes.

Griesinger (1868, *Maladies infectieuses*, p. 258), affirme que la fièvre typhoïde est capable de donner parfois une impulsion au développement de la tuberculose du poumon. « Celle-ci, dit-il, se développe toujours après la terminaison complète du processus typhique, peut-être quelquefois par transformation tuberculeuse directe des exsudats de pneumonie lobulaire, plus souvent par un trouble profond de la nutrition générale qui a pour suite, chez les individus prédisposés, le développement immédiat de la tuberculose. »

Burkart (Uber milior tuberculose und uber das verhaltniss der tuberculose uberhaupt zur abdominal typhus *Deutches archiv. fur Klinische medicin.* Leipsig, 1874 bond. XII, p. 277). Nous traduisons textuellement.

De même que pour l'emphysème on admet, aussi, un certain antagonisme entre le typhus et la tuberculose. Non-seulement les auteurs français, mais aussi les auteurs allemands sous le patronage de Rokitanski ont souscrit à cette opinion, pendant que Rillet et Barthez disent : « Nous n'avons jamais vu la tuberculose succéder à la fièvre typhoïde, il nous a semblé que la tuberculisation et l'affection typhoïde s'excluaient mutuellement. »

Rokitanski *(17 band der ostereich. med.* Joberbucher, 1835) sur la combinaison et l'antagonisme des différentes maladies d'après des observations sur le cadavre, » Rokitanski, dis-je, s'exprime ainsi : « à l'exception des faits de combinaison du typhus et de la tuberculose mortelle dont la discussion n'a pas été suffisamment approfondie, le développement du typhus en même temps que la tuberculose est un phénomène très rarement observé, même dans ce cas les tubercules ne sont pas très nombreux.

« Dans les cas extrêmement rares où le typhus se développe dans un organisme infecté de tuberculose miliaire des poumons, le développement du processus typhique sur l'intestin paraît empêché, tandis qu'il se porte au contraire sur le parenchyme pulmonaire ou il vient hâter le ramollissement des tubercules. »

Cless dit n'avoir rencontré qu'un cas de tuberculose

sur 118 cadavres de typhiques, il se rallie à l'opinion de Rokitanski.

L'attention, dit Burkart, a été rappelée récemment sur ce sujet, et dans la littérature médicale de nouveaux faits se sont produits en assez grand nombre pour offrir des matériaux considérables à un travail de statistique. Pour mon compte (dans *Wurtemberg medic. corresp. blatt Bond.* 9. 574, bond. 16, § 114, bond. 20, § 272), j'ai lu une série de faits concernant des sujets atteints de typhus dans le cours d'une phthisie pulmonaire avérée, ou encore des convalescents de fièvre typhoïde devenant tuberculeux. Rokitanski lui-même, dans son travail sur l'antagonisme, indiqué ci-dessus, a indiqué cinq observations où le typhus a atteint des malades porteurs de tubercules en voie de cicatrisation ou en voie de développement. Plus récemment, Birch-Hirschfeld a rapporté huit cas de tuberculose miliaire aiguë ayant succédé au typhus abdominal. Il ne considère pas ces cas de complications de fièvre typhoïde comme produits par une simple résorption de produits caséeux de l'intestin et du mésentère, car si le processus était aussi simple, la tuberculose serait assurément une complication bien plus fréquente du typhus abdominal; au contraire il s'appuie sur l'opinion de Schuppel qui considère un processus atteint d'inflammation préalable, comme nécessaire chez un sujet atteint de diathèse tuberculeuse pour faire éclore la diathèse tuberculeuse. Pour ce qui concerne le typhus abdominal, c'est la suppuration de l'intestin qui joue ce rôle déterminant. D'après mes propres observations à Katherinen hospital, il n'est pas très rare d'observer des cas de typhus chez des sujets porteurs de foyers tuberculeux dans les poumons. Par contre, je n'ai observé aucun fait dans ma pratique d'hôpital où la fièvre typhoïde ait compliqué une tuberculose en voie de développement. Du reste, la pratique hospitalière ne peut nous apprendre que fort peu sur la tuberculose consécutive au typhus. Les malades en convalescence quittant l'hôpital pour retourner dans leurs foyers, nous enlèvent en quelque sorte le moyen de faire sur ce sujet des observations ultérieures. Cependant j'ai observé un cas où la granulie vint compliquer un typhus dans son stade d'apogée, et à cause même de la rareté de ce fait j'ai cru devoir le rapporter dans ce travail.

Il s'agit de l'observation d'une jeune fille de 28 ans, qu'on pourrait aussi bien rapporter à une granulie qu'à un typhus, d'autant mieux que le tracé très irrégulier ne dépasse pas 39,8.

A l'autopsie granulations, etc.. La rate est beaucoup plus petite que celle d'un typhique dit l'auteur lui-même.

« Dans la partie inférieure, hypéremie de la muqueuse, ecchymoses, gonflement des follicules isolés, plus loin encore, aux environs de la valvule, suppuration des follicules et des plaques de Payer, qu'on retrouve encore pour la plupart recouvertes d'une escharre ferme, adhérente (festsibgenden) ou en partie détachée; dans ce dernier cas les plaques sont percées de trous et ont l'apparence d'un crible.

« Les glandes mésentériques sont tuméfiées, elles

sont « succulentes » sur la surface de section mais non caseifiées. »

Pour ce qui concerne la nature de la lésion de l'intestin grêle et du gros intestin, il est certain qu'elle dépend du typhus et non de la tuberculose comme on serait tout d'abord tenté de le croire. Je fonde mon opinion sur l'apparence, le siège des ulcérations, aussi bien que sur la structure des ganglions lymphatiques voisins. Il paraît difficile de déterminer si la tuberculose était en train d'évoluer lorsque le typhus est survenu, ou bien au contraire, si c'est le typhus qui a donné la poussée à l'éruption tuberculeuse. La dernière hypothèse me paraît la plus vraisemblable. Avant le typhus la malade n'avait jamais eu le moindre malaise du côté des poumons et au début les symptômes de catarrhe des voies respiratoires n'étaient pas plus accusés qu'ils le sont d'habitude dans la dothiénentérie grave. Il me paraît plus vraisemblable de supposer que la tuberculose miliaire est survenue au milieu du processus typhique ; c'est à ce moment qu'apparut la dyspnée, que les symptômes catarrhaux s'accusèrent avec le plus d'intensité, que la somnolence commença. Dans ce cas le diagnostic était celui du typhus grave. Restait cependant le peu d'élévation de la température, qui, il est vrai n'était pas en rapport avec les symptômes généraux.

Dans les cas très rares où le typhus est compliqué de granulie, le diagnostic n'est possible qu'à la condition qu'on puisse percevoir sûrement le bruit de *frottement* donné par Surgenten comme pathognomonique.

Pour Williams, *(The cause of pulmonary consumption.* — St-Georges Hospit. Reports 1870), le typhus est à coup sûr la moins puissante des causes de la tuberculose pulmonaire, bien qu'elle puisse cependant exercer une certaine influence; mais plusieurs cas de phthisie pulmonaire sont sous la dépendance d'une attaque antérieure de fièvre typhoïde ou de fièvre putride « pythogene fever ». Le Docteur Murchinson dit qu'une attaque de fièvre putride est souvent suivie de dépôts tuberculeux dans les poumons; et ma propre expérience m'a appris que la tuberculose aiguë du poumon est une complication beaucoup plus fréquente de la fièvre pythogénique que du typhus, ce qui s'explique tout naturellement par la durée plus longue de la première de ces maladies, de la plus grande émaciation qu'elle entraîne à sa suite. Louis rappelle 4 cas de fièvre putride dans lesquels les poumons furent trouvés farcis de tubercules d'origine récente. Bartlett a également observé la tuberculose comme une complication fréquente de cette fièvre en Amérique. *(Treatese on continent. fever.* p. 503.) J'ai moi-même plusieurs observations semblables dans mes notes, mais il est bon d'ajouter que l'hérédité existait en même temps dans la plupart de ces cas. Dans l'exemple ci-dessous désigné, les symptômes de phthisie succédaient immédiatement à la fièvre et les signes physiques révélaient des lésions très avancées. Qu'on nous permette de le rapporter ici.

Une jeune fille consulte le docteur Williams, le 3 octobre 1858 ; le père était tuberculeux ; elle avait eu la fièvre typhoïde en juin, qui l'avait considérablement éprouvée et lui avait laissé de la toux. En août elle alla aux bains de mer, prit de l'huile de foie de morue et s'en trouva très bien; les signes physiques étaient: matité très marquée, souffle tubaire à timbre presque caverneux dans le sommet gauche etc., etc.

La fièvre typhoïde a donc bien dans cette observation paru être la cause occasionnelle et déterminante d'une phthisie qui jusque là n'existait qu'à l'état de prédisposition héréditaire.

Après avoir passé en revue l'opinion de différents auteurs, nous allons examiner à notre tour si quelque chose dans la nature intime de l'une ou de l'autre de ces affections, exclut ou favorise leur apparition.

La fièvre typhoïde est une maladie générale causée par la présence dans l'organisme, d'un poison dont la nature intime n'est point connue encore; pour les uns, il serait constitué par des éléments parasitaires (vibrions, bactéries), pour les autres et pour M. Jaccoud en particulier, la présence dans l'organisme de ces êtres inférieurs ne prouve pas qu'ils soient la cause unique de la maladie. Ce poison peut se rencontrer tout formé dans les déjections des typhiques, mais il serait également capable d'apparaître dans les matières fécales d'individus bien portants. Dans ce dernier cas, le poison se formerait de toutes pièces sous l'influence d'une décomposition spontanée favorisée par l'accumulation et la stagnation. Il est évident que la décomposition des matières animales ne donne pas toujours lieu à la formation de ce poison, ces matières exigent pour cela des conditions extérieures qui sont encore indéterminées. Ce poison serait contenu suivant les cas, dans l'air, l'eau ou les aliments, c'est là l'origine extrinsèque de la maladie. Pour ce qui est de l'origine intrinsèque, M. Jaccoud dans sa dernière édition considère l'opinion de Stich comme la plus satisfaisante. Pour cet auteur, l'organisme animal renferme toujours en lui des matériaux d'empoisonnement putride ; ces substances sont contenues soit dans l'exhalation pulmonaire, soit dans l'intestin ; elles sont habituellement sans effet sur l'organisme, parce qu'elles sont annihilées soit par expulsion rapide, soit par la transformation des matières résorbées, ou bien encore par les fonctions des muqueuses. Mais si nous supposons qu'à la suite d'un dérangement quelconque, ces différentes fonctions subissent un retard ou une perturbation, ces opérations salutaires deviennent imparfaites et la maladie est constituée de toutes pièces par la formation, dans l'organisme, du poison typhique.

Quoiqu'il en soit de la fièvre typhoïde, une fois déclarée, elle a pour caractère principal d'être essentiellement déprimante. Les forces disparaissent, le tissus graisseux est complètement résorbé sous l'influence d'une fièvre constante qui ne laisse aucun repos : le sommeil agité et peu réparateur ajoute encore à l'affaiblissement général, tous les tissus sont atteints, les muscles eux-mêmes subissent une dégénérescence particulière décrite par Zincker. Après quelques jours de cette consomption progressive, de cette autophagie quotidienne, la peau cède à son tour, de vastes ulcérations se forment au niveau des points comprimés, des nécroses peuvent apparaître, la vitalité disparaît chaque jour sous l'influence de cette fièvre de tous les instants et ce n'est qu'à demi-mort, au prix des plus grands sacrifices, que le malade complètement épuisé finit par arriver à la convalescence. Tels sont sommairement la marche et les effets de cette redoutable affection.

La tuberculose peut envahir l'organisme de différentes manières.

Quelquefois le tubercule est transmis à l'individu par les auteurs de ses jours qui étaient eux-mêmes tuberculeux, il fait partie des qualités physiques apportées en naissant, mais ce degré auquel ne correspond encore aucune lésion matérielle est simplement constitué par une prédisposition. Cet état latent qui ne donne évidemment lieu à aucune espèce de manifestation, si ce n'est un peu plus de susceptibilité pathologique, peut se prolonger pendant un certain temps, puis tout-à-coup, parfois sans causes appréciables, la lésion matérielle apparaît et la tuberculose vient rappeler au patient quelles sont ses origines et quelle sera sa fin. C'est la forme héréditaire.

La phthisie peut aussi être observée chez les descendants de parents non tuberculeux, mais affectés de diathèses (scrofule, rhumatisme, syphilis, diabète, alcoolisme, etc.), qui après avoir épuisé l'économie se terminerait par la tuberculose. C'est à ce genre de phthisie que Pidoux fait allusion lorsqu'il déclare que la tuberculose n'est autre qu'un moyen d'élimination dont la nature se sert pour faire disparaître les sujets qui non-seulement sont inutiles, mais même nuisibles au reste de l'humanité. Le tubercule a dit Pidoux est le signe d'une maladie qui finit, d'un organisme qui s'épuise. On ne deviendrait pas tuberculeux, d'après lui, pour avoir eu une ou deux attaques de rhumatisme, une ou deux manifestations scrofuleuses. « Ce n'est que plus tard, quand l'économie appauvrie par de multiples manifestations de son mal devient inpuissante à en effectuer les fonctions, c'est alors seulement que le tubercule se produit et que la phthisie se développe. Le plus souvent même ce n'est pas sur le même sujet qu'on aurait chance à rencontrer ces divers modes de manifestations de la maladie constitutionnelle. On verrait par exemple une génération affectée de manifestations superficielles et mobiles, puis une autre présenter des manifestations plus fixes, plus profondes et on pourrait ainsi suivre l'évolution de la maladie dans deux générations d'une même famille jusqu'au tubercule qui en constituerait le dernier terme. » (Pidoux, cité par Ferrand, p. 33.)

L'autre forme de phthisie est celle qui atteint les sujets qui, bien que robustes et vigoureux, ont vu leur organisme s'affaiblir sous l'influence d'excès de tous genres ou de grandes privations. C'est la phthisie acquise qui apparaît dans les mêmes conditions que les formes précédentes, c'est-à-dire lorsque l'excès de dépense organique l'emporte sur la recette, elle est donc encore la conséquence pour ainsi dire physiologique de l'épuisement complet et de l'immense faiblesse de l'économie.

Voici donc en peu de mots ce que sont ces deux

affections ; l'une est une fièvre continue, de longue durée, qui a pour caractère principal de débiliter l'organisme ; l'autre, comme le dit Pidoux, est le signe d'une maladie qui s'éteint, qui finit, c'est la manifestation pathologique ultime d'un organisme qui devient impuissant à réagir et qui abandonne la lutte. L'une est une maladie virulente, l'autre est, pour le moment du moins, simplement une preuve de décrépitude physiologique. Que pouvons-nous donc trouver dans la nature de l'une de ces affections qui puisse rendre l'autre impossible.

Le virus typhique, bien que peu connu encore dans sa nature, ne nous semble pas capable de préserver de la tuberculose. Il n'a rien de commun avec la phthisie ; introduit dans l'organisme, il manifeste sa présence par les signes que nous avons énumérés plus haut ; il s'y conduit à la manière de tous les virus, sans créer d'autre immunité que celle qu'il oppose à lui-même à l'égard d'une réinoculation future, et encore cette immunité n'est-elle pas absolue. Il n'est pas absolument rare, quoiqu'en aient dit certains auteurs, de rencontrer des tuberculeux qui ont eu la dothiénentérie dans leur enfance ou tout au moins à une époque éloignée du début de leur tuberculose. Le tubercule étant un signe de déchéance organique, il nous paraît difficile d'admettre qu'il soit susceptible d'être éloigné pour toujours après l'évolution d'une fièvre typhoïde ou d'un virus quelconque ; il n'y a, pour ce qui nous concerne, qu'une condition qui mette l'individu à l'abri des atteintes de ce redoutable ennemi, c'est une constitution robuste, étayée sur une excellente hygiène. Inutile d'ajouter que ce ne sont malheureusement pas là les qualités désirables conférées au patient après une première atteinte de la fièvre typhoïde.

L'élément fébrile posséderait-il les précieux avantages que n'a pas le virus? Nous ne le pensons pas. Nous avons assez insisté sur cette description dans le paragraphe précédent pour que nous n'ayons pas à y revenir actuellement. Tous les praticiens connaissent assez du reste dans quel état de misère fonctionnelle se trouvent les malheureux typhiques pour que nous n'ayons pas à en retracer le tableau. Cette fièvre évolue à la manière de toutes les fièvres rémittentes; le degré élevé qu'elle peut atteindre n'a rien qui lui soit particulier; nous retrouvons des températures aussi fortes dans les fièvres intermittentes et dans beaucoup d'autres affections qui, nous l'avons vu, ne mettent nullement à l'abri du tubercule. Elle n'a qu'un caractère qui lui appartienne en propre et qui, dans bien des circonstances, suffit à la faire diagnostiquer ou tout au moins à faire soupçonner sa présence, c'est sa très longue durée, coupée seulement de rémissions matinales plus ou moins accusées et quelquefois presque nulles; rien dans tout cela, nous semble-t-il, ne peut être jugé capable de conférer l'immunité. Du reste notre manière de voir est confirmée pour ce qui concerne la fièvre par l'observation de tous les jours; ne voyons-nous pas en effet à chaque instant la fièvre unie au tubercule, soit sous forme de fièvre hectique apparaissant chaque soir et contribuant pour une très-large part à plonger le malheureux patient dans un état de cachexie chaque jour de plus en plus complet, soit sous forme de fièvre continue dans les cas de tuberculose aiguë.

La fièvre et le virus typhique sont donc pour nous absolument impuissants à conférer l'immunité à l'égard du tubercule; c'est assez dire combien nous sommes éloigné de l'avis de Pidoux, lorsque, dans son *Traité sur la phthisie*, il écrit, page 333 : « Quoi qu'il en soit, si cette fièvre était inoculable, je n'hésiterais pas à tâcher de la transmettre artificiellement aux phthisiques d'un degré peu avancé, tellement je suis persuadé qu'elle éloigne la phthisie. »

Après avoir recherché en vain quels éléments de la dothiénentérie pouvaient s'opposer à la phthisie, si nous nous demandons quelles sont, au contraire, dans cette maladie, les causes qui peuvent faire naître la tuberculose, nous nous trouverons moins embarrassés. Au début de la convalescence de la fièvre typhoïde, nous voyons, en effet, un malade profondément débilité, dont la vitalité a presque complètement disparu dans tous les organes autant à cause de la longueur de la maladie que sous l'influence de la privation de nourriture. Affaibli, épuisé par la fièvre, le malheureux typhique se présente dans un état qui nous paraît devoir être comparé en tout point à celui de ces individus surmenés, qui, jouissant tout d'abord d'une excellente constitution, se sont ruiné la santé soit par des excès de toute nature, soit par des privations sans nombre. Chez les uns comme chez les autres, l'économie devient impuissante à effectuer ses fonctions; c'est alors, comme le fait remarquer Pidoux, que le tubercule se produit et que la phthisie se développe.

« Tout ce qui débilite, a dit Peter, t. 2, p. 83. est une cause éloignée de tuberculisation, tout ce qui achève de débiliter est une cause prochaine de tuberculisation. Donc certaines affections aiguës générales prédisposent à la tuberculisation, donc également il n'y a pas d'affections générales aiguës qui soient antagonistes du tubercule. »

Tout le monde sait que la dothiénentérie se complique très-souvent de bronchite : loin de nous la pensée de vouloir ici lui faire jouer le rôle qu'on lui a attribué autrefois et qu'elle était loin de mériter, puisqu'on prenait pour la cause ce qui n'était déjà que l'effet d'une maladie qui commençait à s'affirmer. Mais cependant, nous croyons que dans les circonstances où nous nous sommes placé, il n'y a qu'un instant, si la bronchite doit être invoquée c'est plutôt dans un sens favorable à la thèse que nous soutenons, c'est-à-dire au début de la phthisie.

« L'évolution et la curabilité de la tuberculose pour Jaccoud (*De la curabilité de la phthisie, p. 63*) sont entièrement commandées par deux éléments dominateurs qui sont l'état général du malade et les congestions et les inflammations intercurrentes. »

« Qu'elles soient ou non de nature tuberculeuse, chacune de ces agressions aiguës est pour le phthisique une cause certaine d'aggravation. Ces épisodes aigus, congestifs ou inflammatoires précipitent l'évolution des lésions préexistantes, ils favorisent par la congestion même la formation des lésions similaires et en tout cas, même alors qu'ils prennent fin sans entraver l'une ou l'autre des conséquences, ils sont pour le malade, de par l'état aigu plus ou moins durable qu'ils lui imposent, l'occasion et la cause d'un nouveau pas en avant dans la déchéance organique. »

Pour Ferrand (*De la phthisie commune*), parmi les causes générales, il en est qui sont très-aptes à provoquer la phthisie « ce sont les maladies générales les pyréxies en particulier et surtout celles dans le plan naturel desquelles entre une localisation pulmonaire laquelle est plus ou moins congestive et diacritique. Telles sont la rougeole d'abord et la fièvre typhoïde. »

Après toutes les causes favorables à l'éclosion de la tuberculose que nous venons de signaler, il est une question que tout le monde est en droit de se poser et qui est la suivante : si la dothiénentérie doit être considérée comme une cause si favorable à l'apparition du tubercule, d'où vient qu'on ne la rencontre pas plus fréquemment pendant la convalescence, car en somme, ainsi que nous le montrerons un peu plus tard, la tuberculose n'est pas une complication très-commune de la dothiénentérie ? La réponse à cette objection nous paraît assez simple. De l'avis de tous les auteurs et pour tous ceux qui ont observé un certain nombre de typhiques, la dothiénentérie frappe ordinairement les constitutions les plus saines et les plus vigoureuses, celles qui de ce chef sont par conséquent moins que tout autre exposées à la phthisie, et qui présentent le terrain le moins favorable, mais ce n'est pas tout, si nous supposons que l'ileo-typhus

BIBLIOTHÈQUE NATIONALE R.F. IMPRIMÉS

évolue normalement, que tous les symptômes se succèdent et se terminent dans un laps de temps relativement assez court, on comprend très-bien que cette rude épreuve n'ait pas un retentissement durable sur l'économie. Lorsque la convalescence est arrivée, les fonctions ne tardent pas à reparaître normales, l'appétit considérable qui se manifeste à ce moment a bientôt réparé les forces qui manquaient, et l'organisme sorti vainqueur de la lutte ne s'aperçoit plus des rudes fatigues qu'il a supportées. Il est même des exemples, qui ne sont pas absolument rares, d'individus chétifs et maladifs dont les fonctions languissantes et paresseuses ont été complètement modifiées et chez lesquels la dothiénentérie à évolution rapide n'a exercé qu'une influence salutaire. Ce sont ces cas heureux que Pidoux a en vue lorsqu'il dit dans son livre sur la tuberculose, p. 334 : « il est certain que la fièvre typhoïde, surtout quand elle prend la forme inflammatoire putride et qu'elle se termine bien, est souvent une occasion de métasyncrasie et d'évolution salutaire pour l'économie entière chez beaucoup d'adolescents ou de jeunes gens, et que, comme le pense Sydenham, on dirait que son issue heureuse change la crase du sang (ut sanguis in novam diathesim immutitur); s'il en était ainsi, on concevrait qu'elle fût plutôt pour la nutrition un moyen d'assainissement et de vigueur nouvelle que de dyscrasie, d'appauvrissement et de dégradation. »

Mais malheureusement, ainsi que le fait pressentir Pidoux, les choses ne se passent pas toujours ainsi : s'il existe des dothiénentéries à évolution que je pourrais presque appeler classiques, c'est-à-dire dont la durée n'excède pas 20 à 30 jours, il en est aussi d'autres dont la durée se prolonge bien au-delà des limites et dont les conséquences se font sentir plus longtemps encore. Nous voulons parler de ces dothiénentéries à forme adynamiques chez lesquelles il est presque impossible de distinguer les périodes, de celles qui s'éternisent pendant des mois entiers et dont la convalescence plus longue encore est au moins aussi dangereuse que la maladie. Dans ces cas où les réparations organiques ne se font pas ou très mal, dans ces circonstances où le patient languit pendant très longtemps sans pouvoir recouvrer ses forces et sa santé, nous pensons que la tuberculose pourra se montrer. Il est inutile d'ajouter que pour peu que le sujet soit prédisposé par ses antécédents, la phthisie apparaîtra bien plus facilement encore.

Nous croyons être autorisé à conclure que si on ne rencontre pas plus fréquemment la tuberculose après la dothiénenterie, ce n'est pas parce que cette fièvre par sa nature exclut la phthisie, mais simplement parce que l'état d'adynamie qu'elle produit n'est que passager et se termine trop tôt, dans un sens ou dans l'autre, pour que l'organisme épuisé ait le temps de former du tubercule. Donc ce n'est pas parce qu'il y a antagonisme qu'on ne rencontre pas souvent la phthisie après la fièvre typhoïde, mais simplement parce que les conditions nécessaires à sa formation, et qui pour nous se trouvent réunies ici, ne subsistent pas assez longtemps.

Ce sont du moins les conclusions qu'il nous semble

logique de déduire des observations que nous allons indiquer et que M. le professeur agrégé Laure a bien voulu nous confier.

Observations de tuberculose succédant à une fièvre typhoïde.

OBSERVATION I

Roger, *Archives de médecine*, 1840, dans son travail sur la fièvre typhoïde chez les enfants, p. 297, cite le cas d'un petit malade, mort d'une méningite tuberculeuse quatre mois après une dothiénentérie des mieux caractérisées, et où il fut cependant impossible de distinguer aucune trace de cicatrice. Peut-être est-ce, comme le prétend Rillet, parce que la cicatrisation s'opère plutôt chez l'enfant que chez l'adulte.

OBSERVATION II

Société médicale des Hôpitaux, 1869, t. 6, série 2, p. 103. Rapport de la Commission des maladies régnantes, par le Dr Ernest Besnier.

Parmi les particularités signalées à la Commission, nous indiquerons un cas observé par Bucquoy dans son service de l'hôpital Saint-Antoine, de fièvre typhoïde évoluant en même temps qu'une méningite tuberculeuse, les deux maladies marchant communément sans paraître s'influencer, et conservant leurs traits distinctifs. — Il nous a été impossible de nous procurer cette observation dans tous ses détails, mais il nous est permis de penser que l'autopsie a dû confirmer ce diagnostic.

OBSERVATION III

Société médicale des Hôpitaux, 1870, t. 7, 2e série, p. 175, par le Dr Besnier.

Nous lisons : « Chez un autre sujet la fièvre typhoïde s'est aussi terminée heureusement, mais elle a été suivie du développement rapide d'une tuberculose. Le malade est aujourd'hui dans un état d'amaigrissement considérable ; il tousse, il a des sueurs, de la diarrhée, il ne mange pas, languit et dépérit, et sa situation est des plus graves. »

OBSERVATION IV

Société médicale des Hôpitaux. Paris, 1877, p. 125.

Nous trouvons le cas d'un enfant affecté de fièvre typhoïde qui aurait duré 12 à 15 jours et qui se serait terminé par la mort à la suite d'une méningite franche suppurée, et à l'autopsie duquel on aurait trouvé les poumons congestionnés dans leurs parties déclives. Dans le lobe supérieur droit, en arrière et jusqu'au sommet, sclérose étendue avec pneumonie ancienne, entourant de petits tubercules crus.

Les ganglions mésentériques qui étaient très volumineux, de couleur rouge lie de vin, n'ont pas été examinés au microscope.

OBSERVATION V

Taupin, dans les recherches qu'il a faites sur la fièvre typhoïde observée dans l'enfance (*Journal des connaissances médico-chirurgicales*, 1839, p. 246), signale quatre cas de typhoïde suivis de guérison, dans lesquels les enfants sont sortis de l'hôpital, présentant au sommet des poumons des signes de tubercules ramollis ; matité sous-claviculaire, craquements, expiration prolongée, bronchophonie ; deux ont succombé à une phthisie générale très avancée. Avant la fièvre typhoïde, ils n'avaient présenté aucun symptôme de tubercules.

OBSERVATION VI

Empruntée à Gaillard, int. des hôpit. dans le service de M. Hayem. (*Union médicale*, p. 483 — 1880).

TUBERCULES SUCCÉDANT A UNE FIÈVRE TYPHOÏDE.

X... âgé de 29 ans, tailleur, entre le 15 mars 1880, salle Saint-Louis nº 7, dans le service de Hayem, Hôpital Saint-Antoine.

Il est de taille élevée, mais raconte qu'il n'a jamais été robuste, souvent il toussait l'hiver. Jamais d'hémoptysie, ni maladie grave. Au commencement de l'année, sa femme contracta la fièvre typhoïde, il la soigna assidûment. Quatre semaines avant son entrée à l'hôpital, à la suite de ces fatigues, il éprouva un certain malaise, fit venir un médecin qui diagnostiqua chez lui une fièvre typhoïde, et depuis trois semaines il garde le lit. Sa sœur nous raconte qu'il a eu du délire à plusieurs reprises, une diarrhée intense : il est devenu sourd et a toussé d'une façon continue.

Actuellement il est pâle, maigre, affaibli. Il se plaint de céphalalgie et de bourdonnements d'oreilles. La surdité est très marquée et rend difficile un interrogatoire détaillé. La langue est sèche, fuligineuse; la fièvre vive. P. 120. T. 40° La toux fréquente, avec des crachats muco-purulents, pas de ballonnement du ventre. Dyspnée très marquée; 46 respirations par minute. En examinant le thorax, on trouve en arrière, de la matité au deux sommets, avec des craquements humides au sommet gauche et quelques râles à droite : aux deux bases, des râles de bronchite. En avant, des deux côtés, il existe de la submatité sous la clavicule et l'on perçoit des râles muqueux.

En présence de l'état général grave, de l'amaigrissement

excessif, de la prostration et surtout des symptômes thoraciques. M. Hayem diagnostique une tuberculose pulmonaire, sans nier que la fièvre typhoïde n'ait pu être réellement observée chez le sujet avant son entrée à l'hôpital.

16 Mars. — P. 110, t. 39° le matin, le soir p. 140, t. 39° 5.

17 Mars. — Les symptômes du début s'accentuent; le malade ne peut rien manger, il tousse constamment, sa diarrhée persiste. Douleurs vives, le patient se plaint de céphalalgie, il est dans un abattement extrême, et prononce d'une voix faible quelques paroles incohérentes, t. 39° 2, le soir 39° 8. La dyspnée est toujours intense.

18 Mars. — L'état s'aggrave encore, l'agonie commence. Mort, le 19 mars, à quatre heures du matin.

Autopsie. — 20 Mars. — Dans l'abdomen, ganglions mésentériques augmentés de volume, surtout au voisinage du cœur. La surface externe de l'intestin grêle offre, sur quelques points, des plaques rougeâtres correspondant aux plaques de Peyer malades. En ouvrant l'intestin, nous constatons les lésions caractéristiques de la fièvre typhoïde, parfaitement distinctes de celles qu'aurait offertes une tuberculisation intestinale. Toutes ces lésions sont concentrées sur le dernier mètre de l'intestin grêle. Rien dans les autres portions de ce canal, rien dans le gros intestin. Les dernières plaques de Peyer offrent des altérations variables. Parmi ces plaques, les premières sont simplement tuméfiées sans zône inflammatoire, sans ulcérations. A mesure qu'on se rapproche de la valvule iléo-cœcale, les altérations s'accentuent davantage : ce sont d'abord de petites ulcérations arrondies, n'occupant qu'une partie restreinte de la surface des plaques de Peyer, puis des ulcérations plus grandes, ovalaires, intéressant la plaque toute entière. Les bords de ces ulcérations sont noirâtres, décollés, irréguliers dans leurs dispositions, formés par une muqueuse épaissie. Leur fond est grisâtre ou rosé. Au voisinage de la valvule, les mêmes ulcérations à contours sinueux se rapprochent les unes des autres, mais sans se confondre, et la muqueuse qui les sépare présente une congestion plus vive que dans les autres régions. Du reste, les lésions s'arrêtent brusquement au bord libre de la valvule.

Les follicules clos isolés sont presque complètement épargnés par le processus pathologique. A 50 centim. de la valvule se trouvent quelques pustules isolées, à bords saillants avec une dépression centrale en forme de cratère. La surface péritonéale ne présente aucune espèce de granulation tuberculeuse, pas plus que le mésentère. Les tubercules font absolument défaut sur toute la muqueuse intestinale. Les ganglions mésentériques présentent une notable hypertrophie.

Les deux poumons sont adhérents par leur sommet à la paroi thoracique. A gauche deux cavernules pouvant loger chacune une noisette siègent au sommet, entourées de tissu ramolli, avec une zone d'infiltration tuberculeuse. Le foyer tuberculeux dans son ensemble ne dépasse pas le volume d'une mandarine. Emphysème du bord antérieur et congestion de la base. Les ganglions bronchiques sont hypertrophiés.

Le cœur est mou, avec une assez grande quantité de graisse à la surface. La fibre cardiaque est pâle, grisâtre ; en un mot, lésions de la myocardite typhoïde. Pas de lésions valvulaires.

La rate n'est pas augmentée de volume, sa pulpe est assez consistante.

Le foie est mollasse, de volume normal ; les veines sont dilatées dans son épaisseur.

La vésicule biliaire est distendue.

Au cerveau pas de tubercules des méninges, pas de lésion centrale.

En résumé, les tubercules sont limités au parenchyme pulmonaire.

OBSERVATION VII (résumée)

Appartenant à M. le professeur Laure

TUBERCULOSE SUCCÉDANT A UNE DOTHIÉNENTÉRIE

Philomène B.., entrée à l'hôpital le 16 septembre 1881.

Cette femme, âgée de 43 ans, est très sourde et répond très difficilement aux renseignements qu'on lui demande sur ses antécédents pathologiques et héréditaires.

Quoiqu'il en soit, cette femme paraît indisposée depuis près de trois semaines, à la suite d'un refroidissement qu'elle aurait contracté à cette époque, elle se serait mise à tousser.

A la percussion on ne trouve pas de matité thoracique.

A l'auscultation on entend une inspiration un peu forte et l'expiration paraît légèrement prolongée. En arrière, on perçoit quelques râles muqueux et ronflants, disséminés dans tout le poumon.

L'expectoration est peu abondante, les crachats sont légèrement verdâtres.

Il y a de l'anorexie, la langue est saburrale. Le ventre est fortement météorisé, il y a du gargouillement dans la fosse iliaque droite; la pression est douloureuse à ce niveau.

On remarque une légère teinte subictérique généralisée à tout le corps. Les urines laissent précipiter de l'albumine sous l'influence de l'acide azotique. La fièvre persiste, il n'y a pas de diarrhée; on note quelques vomissements bilieux, et pas de taches rosées.

Aux deux mains (face dorsale), au front et à la région massétérine, éruption légère d'érythème papuleux.

Premier octobre. Persistance de la teinte subictérique. Les urines très troubles sont fortement chargées d'albumine.

L'état général s'améliore un peu. Au sommet droit on trouve l'expiration rude et prolongée.

15 Octobre. Plus d'albumine, un peu de submatité au sommet droit accompagnée de quelques craquements.

20. Plus de fièvre.

Le 15 Novembre. La malade sort guérie de sa fièvre typhoïde, mais possède tous les signes d'une tuberculose au début; il a eu pendant ces derniers jours une expectoration légèrement teintée de sang. Tous les signes stéthoscopiques paraissent localisés au sommet.

La température, que nous ne pouvons donner ici dans tous ses détails, a été entièrement celle de la fièvre typhoïde.

Le premier jour de son entrée, elle était à 39,5, deux jours après, elle était à 40,5, et pendant toute la durée de la maladie elle s'est maintenue entre 39 et 40.

OBSERVATION VIII (Résumée)

(Appartenant à M. Laure.)

TUBERCULOSE SUCCÉDANT A UNE FIÈVRE TYPHOÏDE

Entrée le 19 octobre 1881.

Cette malade, âgée de 21 ans, est d'une constitution assez faible. Depuis trois semaines elle ne se porte pas bien; elle a souvent des maux de tête, elle est fatiguée, sans goût et sans forces.

Cet état s'est aggravé depuis huit jours, la céphalalgie est presque continuelle, la malade est abattue et ne peut se livrer à aucune occupation, elle a des bourdonnements d'oreilles, et un peu de diarrhée. L'anorexie est complète. Actuellement, la malade est dans un état complet d'abattement et de prostration, elle répond à peine aux questions qu'on lui pose.

La langue est d'un blanc sale sur la face dorsale, rouge sur les bords et à son extrémité; elle n'est pas étalée mais pointue.

La peau est brûlante. — Pouls légèrement dycrote = 92. T. R. = 39, 2.

Le ventre n'est pas météorisé. La pression au niveau de la fosse iliaque droite est un peu douloureuse, il y a quelques gargouillements. Pas de taches rosées.

Du côté des poumons, un peu de submatité au sommet gauche en arrière et en avant. Dans la fosse sus-épineuse du même côté, l'expiration est un peu soufflante et entremêlée de quelques râles secs et fins

Le 20 Octobre. La malade va mieux, mais elle tousse beaucoup.

Le 16 Novembre. On constate des craquements au sommet gauche. Il y a aussi quelques vomissements.

Le 21 Novembre. La malade sort complètement guérie de sa fièvre typhoïde, mais emporte avec elle tous les signes d'une phthisie confirmée. Expiration prolongée et soufflante, râles fixes, etc.

OBSERVATION IX (Résumée)

(Thèse de Le Covec, Paris 1878).

FIÈVRE TYPHOÏDE SUIVIE DE PHTHISIE

Une jeune fille de 19 ans entre dans le service de M. Bernutz, le 25 mai 1878.

Pas d'antécédents d'aucune sorte.

A son entrée, on constate tous les symptômes d'une fièvre typhoïde qui paraît devoir être bénigne. Les taches rosées sont abondantes; la maladie paraît être arrivée au huitième jour.

Aux bases des poumons, on trouve des râles sibilants et assez nombreux et des signes de congestion évidents. La température varie régulièrement entre 38°8 le matin et 39°6 le soir.

Le 15 Juin. La convalescence paraît se déclarer. Cependant la fièvre persiste, l'appétit ne revient pas : les signes de congestion sont aussi intenses. Au sommet du poumon droit, on note des signes positifs de phthisie. Les sueurs nocturnes apparaissent, la malade ne prend aucune nourriture. Les jours suivants les symptômes de tuberculose devinrent de plus en plus manifestes au sommet droit. D'autres apparurent vers la partie moyenne du poumon gauche, pendant que les râles de congestion disparaissent à la base.

Comme l'amaigrissement était déjà très grand, l'état général devint bien vite extrêmement grave. Dans les derniers jours de juin on percevait les signes physiques d'une caverne au sommet droit et des craquements au milieu du poumon gauche.

Mort le 18 juin.

Autopsie. — Intestins. Les plaques de Peyer sont encore ulcérées ; quelques-unes, les plus élevées, sont à peu près cicatrisées; mais celles qui sont voisines du cœur sont aussi peu près de la guérison que si la mort était survenue au milieu de la maladie. Elles présentent toutes un grand nombre de granulations tuberculeuses.

Poumons. Caverne assez petite au sommet du poumon droit et tubercule à l'état de ramollissement sur ses parois, quelques noyaux de tubercules sont disséminés dans les poumons. Vers la partie moyenne du poumon gauche la plèvre viscérale est soulevée, épaissie. En la fendant on tombe sur 3 noyaux caséeux en voie de ramollissement.

Que dire maintenant de l'argumentation de Revillod (*Thèse de Paris 1865*), contre la thèse que nous soutenons ? Pour cet auteur distingué, il y a antagonisme absolu entre la dothiénentérie et la tuberculose, la seconde ne succède jamais à la première, et cette dernière ne se rencontre jamais chez les tuberculeux. D'après lui les observations dans lesquelles Mercier montre la tuberculose succédant à la dothiénentérie ne sont pas exactes, il y a eu erreur de diagnostic, on a pris pour une fièvre typhoïde ce qui n'était en réalité qu'une première manifestation aiguë de la diathèse tuberculeuse, qui un peu plus tard paraissait être consécutive.

Pour ce qui est des observations de Mercier que nous avons lues et que nous jugeons inutile de rapporter ici, nous partageons absolument l'opinion de Revillod, incontestablement il y a eu erreur ; mais ces observations ne sont pas les seules, il en existe d'autres qui certainement ont été recueillies avec tous les soins nécessaires et que Revillod ne nie pas, mais qu'il n'explique pas non plus et qu'il considère comme des exceptions à la règle générale.

Si nous avons parlé d'erreur de diagnostic, c'est qu'en effet la distinction entre la dothiénentérie et un accès de phthisie aiguë n'est pas toujours chose facile ; nous devons surtout à Thirial de bien connaître aujourd'hui ces causes d'erreur. Qu'on nous permette de les signaler ici.

La bronchite qu'on rencontre dans la convalescence de la fièvre typhoïde présente parfois certains caractères bien capables d'induire en erreur un esprit non prévenu. Ce catarrhe, en s'éternisant pendant fort longtemps, peut simuler à s'y méprendre une tuberculose au début ; la toux est sèche et fréquente, elle se présente sous forme de quintes, qui peuvent même quelquefois arriver à troubler le sommeil ; l'état général est languissant, la fièvre hectique dans certains cas complique cet ensemble symptômatique. Ajoutons à cela que si l'on vient à ausculter le patient, on trouvera à peu près tous les signes d'une tuberculose qui commence à évoluer, expiration rude et prolongée, râles muqueux fixes, craquements même, rien n'y manque ; le malade amaigri contribue encore par son habitus extérieur à induire en erreur le praticien peu défiant. Cependant après quelques mois passés dans cet état, on est tout étonné de voir ces malades dont l'affection pulmonaire n'avait fait qu'augmenter en dépit du traitement le mieux dirigé, s'améliorer notablement; la toux diminue d'abord, puis disparaît ensuite avec tous les signes stéthoscopiques constatés, si bien qu'on est surpris de trouver normaux des poumons qu'on avait considérés comme tuberculeux quelques mois auparavant. — Ce sont ces phénomènes qui étaient bien connus de J. P. Franch lorsqu'il écrivait : « Etiamsi tussis diu post febres typhodes remaneat, atque plura signa phthisicos pulmonales periculum portendere videantur vix time si oger aliunde pectore sano instructus sit: excepto enim rarissimo casu, metastaseos ad pulmonales nunquam mali quid inde venisse conspeximus. » (*Praxcos medica universa procepto*), édition de Leipsig de febribus typhodibus, p. 345).

Pidoux a également signalé cette cause d'erreur dans son livre sur la phthisie : « Bien des fois les broncho-pneumonies et le catarrhe bronchique de la fièvre typhoïde peuvent se continuer deux ou trois mois après la guérison de la fièvre typhoïde. L'état général s'affaiblit, le malade maigrit et pour peu qu'il présente des antécédents pathologiques suspects, le médecin aura à redouter l'apparition d'une tuberculose, cependant il n'en est rien, ces phénomènes s'améliorent et le malade ne tarde pas à guérir. »

Cette erreur difficile à éviter a contribué pour beaucoup au scepticisme professé par Guéneau de

Mussy en pareille matière : « Ce que je crois, dit-il, c'est que dans la convalescence de la fièvre typhoïde, j'ai quelquefois vu des catarrhes opiniâtres accompagnés d'une fièvre à physionomie hectique, d'une toux incessante et qui, après avoir inspiré les plus vives inquiétudes, se terminent par une complète guérison. Dans des cas semblables, il m'est arrivé de porter un pronostic plus favorable que ne semblaient m'y autoriser ces graves symptômes, m'appuyant en cela sur l'autorité de Rillet et Barthez et sur les souvenirs de ma propre pratique. » (Guéneau de Mussy, *Clin. p. 424).*

On comprend aisément dans quel embarras se trouve le médecin obligé à se prononcer sur un tel état de choses : rien, ni dans les phénomènes locaux, ni dans l'extérieur du patient, n'est capable de faire reconnaître l'affection, et pour peu que les antécédents soient douteux ou suspects sa perplexité deviendra extrême. Les erreurs commises de ce chef sont nombreuses, mais cependant nous ne pensons pas qu'elles se soient toujours produites et qu'elles suffisent par cela même à expliquer tous les cas de tuberculose succèdant à la dothiénentérie qui ont pu être signalés. Un seul moyen permet de juger la question, c'est de ne pas se presser de conclure ni dans un sens ni dans l'autre, il faut suivre son malade et savoir attendre. Suivre son malade n'est pas toujours chose aisée, nous le reconnaissons, mais c'est cependant la seule précaution qui nous garantisse un diagnostic sûr et à l'abri de toute contestation, à moins qu'une autopsie à bref délai vienne démentir ou confirmer l'opinion qu'on s'était primitivement formée.

L'erreur que nous venons de signaler n'est pas la seule à éviter, la tuberculose, à certains moments, se traduit au dehors par des symptômes dont les liens de parenté avec ceux de la fièvre typhoïde sont tellement intimes que le praticien devra toujours se montrer très-réservé avant de se prononcer. Ainsi certaines formes de phthisie peuvent se présenter avec une évolution lente et pour ainsi dire chronique : les signes de l'affection sont manifestes, le doute n'est pas permis, on se trouve bien réellement en présence d'une tuberculose, mais voilà que soudainement, ainsi que le fait remarquer Thirial, cité par Villemin p. 414, sans cause appréciable ou à la suite d'une légère imprudence, apparaît un ensemble de symptômes graves, tels que fièvre continue, prostration, sécheresse et fuliginosités de la langue, diarrhée, insomnie, délire, etc, on croit avoir affaire à une dothiénentérie, alors qu'on assiste simplement à une seconde éruption de tubercules.

D'autrefois les choses se passent d'une manière un peu différente quoique très voisine de la précédente, la tuberculose se trouvait au début à peu près complétement localisée sur le poumon, sa marche était subaïguë ou pour ainsi dire chronique, les lésions du poumon se traduisant par tous les signes habituels étaient manifestes : lorsque la scène vient à changer complétement, l'évolution de la maladie subit un temps d'arrêt, les symptômes pulmonaires s'amendent considérablement, si bien qu'ils semblent disparaître, la toux diminue, l'expectoration se tarit un peu, la respiration se fait mieux, la fièvre change de caractère, elle ne se termine plus par des sueurs abondantes, celles-ci ont disparu, la peau devient sèche, mordicante pour employer l'expression consacrée, les dents et la langue se recouvrent de croûtes noires, d'autres fois cette dernière est blanche et pointillée de rouge et porte des empreintes dentaires. Le ventre se météorise et devient douloureux, on perçoit des gargouillement, plus rarement des taches lenticulaires sur la paroi abdominale, il y a de la diarrhée ou de la constipation.

Les symptômes nerveux ne font pas non plus défaut, il y a des tremblements de la langue, des soubresauts tendineux, des mouvements convulsifs, incontinence ou retention d'urine. Quel est le praticien, quelqu'expérimenté qu'il soit, qui ne se sent disposé à reconnaître dans cette description que nous empruntons à Andral *(clin. méd. t. 4, p. 309)* tous les caractères d'une fièvre typhoïde grave, et cependant il n'en est rien. La première affection, nous voulons dire la turberculose, qui s'était primitivement localisée sur le poumon, s'est brusquement généralisée du côté des intestins, et, sous l'influence de cette sorte de dérivation, la maladie a éprouvé un moment d'arrêt dans sa localisation pulmonaire, une suspension en quelque sorte des phénomènes thoraciques, pendant que la lésion intestinale qui progressait, imprimait à l'organisme les symptômes typhiques que nous venons de signaler. Et pour expliquer tous ces phénomènes cliniques on ne trouve souvent à l'autopsie, comme le dit Andral (*loc. cit.*), qu'une vive rougeur de la muqueuse intestinale, cette rougeur est quelquefois limitée à une partie de l'intestin, d'autres fois elle est généralisée et unie à quelques granulations de tuberculose miliaire.

Thirial, ainsi que nous l'avons montré, ne reconnaît à la fièvre typhoïde aucune influence sur le début de la tuberculose, il invoque dans son mémoire (*de l'antagon. entre la fiv. typh. et les maladies graves et spécialement entre la fièvre typh. et la phth. pulmonaire*), cette difficulté du diagnostic pour expliquer toutes les observations citées contre sa manière de voir. « La phthisie à forme lente est susceptible à un certain moment de se compliquer de phénomènes généraux graves qui simulent quelquefois à s'y méprendre l'affection typhoïde, et qui peuvent par conséquent faire croire à une association accidentelle de cette dernière avec la phthisie pulmonaire. » Et pour donner plus d'autorité à son opinion il cite les observations de cinq malades, tous atteints de tuberculose à des degrés divers, et qui dans l'espace de 48 h. furent pris inopinément, sans cause appréciable, de phénomènes généraux graves, tels que fièvre intense, prostration, sécheresse de la langue, avec fuliginosités, rêvasseries, excitation cérébrale, délire, epistaxis etc. Chez deux de ces malades ces accidents en se surajoutant à la phthisie avaient pour résultat de lui faire faire des progrès menaçants, tandis que chez les autres ils se terminèrent rapidement par la mort. La confusion était telle, ajoute l'auteur, que, « Pidoux qui moins que tant d'autres était enclin à admettre la fièvre typhoïde, ne put de son aveu même se défendre de quelques doutes. Hâtons nous de dire que l'autopsie vint lever toutes les hésitations et qu'il n'y avait pas trace d'affection typhique. »

Il est encore une autre forme de phthisie très susceptible d'induire en erreur, nous voulons parler de ces cas de tuberculose à marche rapide, qui se présentent dès le début avec tout le cortège symptômatique de la fièvre typhoïde. Le patient se trouve frappé au milieu d'une santé en apparence florissante. La fièvre est continue, il y a de la prostration, la symptomatologie est complète ; on croit être en présence d'une dothiénentérie qui suit sa marche ordinaire, mais la convalescence est plus lente à s'établir, le malade ne reprend presque pas de force, la toux qu'il présentait pendant l'état aigu et qu'on rattachait à la bronchite de la dothiénentérie, loin de cesser, ne fait que s'accroître; à l'auscultation on trouve que le poumon est touché, qu'il présente des lésions fixes et déjà irréparables et on n'hésite pas à prononcer le diagnostic de tubercules succédant immédiatement à la fièvre typhoïde. Ceci étant admis, il est difficile de ne pas rattacher l'apparition du tubercule à l'influence exercée par la première affection. Villemin insiste beaucoup sur ce fait, dans son *Traité sur la Tuberculose*, où il se déclare partisan absolu de l'antagonisme de ces deux affections (Villemin, *Tuberculose*, p. 414).

« La tuberculose aiguë, fait-il observer, débute, en effet, subitement, au milieu de la santé la plus parfaite, par un appareil fébrile, analogue à celui des fièvres éruptives et surtout de la dothiénentérie, à invasion brusque... Mais la tuberculose aiguë guérit quelquefois, les symptômes s'amendent et le malade rentre graduellement dans un état de santé meilleur, seulement la toux et la bronchite persistent à un certain degré, les sueurs nocturnes continuent, le malade ne retrouve qu'un appétit médiocre. L'auscultation pratiquée avec soin, ne tarde pas à signaler quelques signes de tuberculisation pulmonaire, ou bien un épanchement pleurétique se forme plus ou moins lentement et on est persuadé d'avoir affaire à une phthisie, succédant à une dothiénentérie, tandis qu'on a simplement assisté à l'évolution continue d'une tuberculisation.

En face d'un tel état symptômatique, quel est le médecin, ainsi que le fait remarquer Villemin, qui hésitera à se prononcer en faveur d'une dothiénentérie qui n'aura jamais existé? Et qui plus est, si le hasard permet qu'on pratique l'autopsie dans la suite, lorsqu'à l'ouverture du cadavre on se trouvera en présence de masses tuberculeuses plus ou moins considérables, on n'y verra que la confirmation d'un diagnostic qu'on avait primitivement porté.

Pidoux (*loc. cit.*) signale la même cause d'erreur : « Il est, dit-il, des phthisies à formes suraiguës qui, à leur début, simulent la fièvre typhoïde par la soudaineté de leur explosion, par l'étendue ou l'intensité d'une phlegmasie pulmonaire concomitante, rapidement désorganisatrice, par la fonte immédiate et simultanée des myriades de tubercules, et qui donnent au malade toutes les apparences extérieures de l'affection typhoïde. »

Mais si la phthisie peut se présenter dans certaines circonstances avec la soudaineté et l'appareil fébrile de la fièvre typhoïde, cette dernière de son côté peut évoluer avec des caractères d'une bénignité remarquable ; nous voulons ici faire allusion à ces cas de typhus levissimus, comme on les a appelés, dans lesquels les malades supportent presque sans s'en douter les effets d'une affection qui peut être de la plus haute gravité. Un peu d'inappétence, de dégoût au travail, quelques courbatures, quelques douleurs abdominales passagères, de temps en temps un peu de diarrhée, et le soir quelques accès légers d'une fièvre qui peut même disparaître dans la journée, et c'est tout; cependant, quand on songe à quelle terminaison à la fois funeste et brutale, qu'on nous passe l'expression, se trouve exposé le patient, on reconnaîtra bien là, ainsi que le fait remarquer Jaccoud, la maladie qui mord, mais ne prévient pas. Combien il est facile de confondre cette affection typhoïde avec une tuberculose latente ou réciproquement, dans un cas comme dans l'autre, les symptômes se retrouvent encore les mêmes. Après que la première éruption tuberculeuse est terminée, la fièvre tombe, le malade semble guéri et cependant, comme le dit Villemin, « la tuberculose est en possession de son organisme, l'ennemi est dans la place. » Que ce malade devienne phthisique dans la suite, les uns n'y verront que la conséquence de la dothiénentérie, les autres ne voudront y reconnaître qu'une seconde éruption de tubercules. Les uns et les autres seront exposés à se tromper.

Thirial dans son mémoire *(Union méd. 1851 p. 585)* parle de causes d'erreur moins connues que celles que nous avons indiquées précédemment, mais qui lui ont paru néanmoins avoir une certaine importance, nous allons les rapporter ici. Il s'agit de cette perturbation générale causée dans l'organisme par la révolution des âges. La phthisie aigüe à forme typhoïde serait dans ces circonstances assez souvent susceptible de coïncider avec l'époque orageuse de la puberté, C'est alors, écrit l'auteur, qu'on voit de belles jeunes filles, dont l'admirable fraîcheur et le brillant coloris semblent attester la santé la plus florissante, saisies tout-à-coup des symptômes les plus formidables du côté de la poitrine et de l'innervation générale. C'est ainsi qu'on les voit presque immédiatement tomber dans la stupeur, se fondre en peu de jours sous le feu d'une fièvre dévorante et d'une phlegmasie pulmonaire rapidement désorganisatrice, arriver en quelques semaines au terme de l'hectisie et s'éteindre dans un état lamentable d'adynamie, de marasme et de colliquation à marche foudroyante.

Certainement il n'y a pas lieu de s'étonner si le médecin paraît déconcerté et reste en suspens devant un tableau aussi insolite ; mais cependant nous croyons que là encore, si on interroge le passé, les antécédents héréditaires du malade, si on s'inquiète des affections antérieures et habituelle du patient, si on tient compte de la constitution médicale du pays, on pourra arriver à se prononcer, après quelques hésitations. Ces cas, hâtons-nous de le dire, ne sont pas très fréquents, et ce n'est qu'en petit nombre qu'on les rencontre dans la pratique médicale.

Il en est autrement pour ce qui concerne les enfants à tempéraments à la fois lymphatiques et nerveux, chez lesquels les fonctions les plus simples de la vie s'accomplissent avec brusquerie. On voit assez souvent ces enfants délicats être saisis sous l'influence des causes les plus insignifiantes (dentition, croissance, etc.) d'un mouvement fébrile très violent, avec malaise général, courbature, prostration, etc. auquel viennent encore s'ajouter des épistaxis et quelques troubles cérébraux ; si ces accidents sont passagers ou de courte durée, les doutes s'il en existe disparaîtront bientôt ; mais si au contraire ils persistent pendant quelques jours, un ou deux septennaires par exemple, on comprend très bien, ainsi que le fait remarquer Thirial (loc. cit.) que le praticien soit secrètement tourmenté par la peur d'une fièvre typhoïde.

Dans ces circonstances, cependant, il est encore possible d'arriver à la vérité, aujourd'hui surtout où nous sommes en possession d'un moyen d'investigation précieux, nous voulons parler de la température. La courbe thermométrique, si on n'a pas négligé de noter chaque jour la température du malade, indiquera certainement à quelle maladie on aura affaire, elle n'aura rien de commun avec celle de la dothiénentérie; nous y reviendrons plus tard. D'autre part, les auteurs classiques nous apprennent que chez les enfants et les femmes nerveuses, apparaissent sous l'influence des causes les plus légères et les plus futiles, des symptômes fébriles qui chez tout autre malade conduiraient à un pronostic des plus sérieux, il convient donc de ne pas trop rapidement s'effrayer au début et d'attendre que l'affection se soit plus nettement caractérisée.

Nous venons de voir de combien de difficulté se trouve hérissé le diagnostic de deux affections qui au premier abord paraissaient si simples à distinguer. Nous avons insisté à dessein sur toutes ces causes d'erreur, relatées du reste dans quelques mémoires écrits sur la question, de façon à bien montrer avec quelles grandes précautions et quelle circonspection le médecin doit procéder, lorsqu'il est appelé à donner son opinion sur des cas semblables. Ces erreurs très excusables du reste sont fréquentes, elles ont été commises par les plus grands noms de la science; Pidoux lui-même déclare avoir failli y tomber, bien que moins que tout autre il y soit exposé à cause des idées bien arrêtées qu'il possède sur l'antagonisme de ces deux affections. Mais quelque grande qu'elle soit, cette difficulté à découvrir la vérité ne doit pas être considérée comme une impossibilité, et, dans tous les cas nous ne pensons pas qu'elle autorise les partisans de l'antagonisme à regarder comme entachées d'une semblable erreur toutes les observations concluantes publiées sur la succession régulière ou la coïncidence de la dothiénentérie et de la tuberculose. A côté de celles de Mercier qui, nous le reconnaissons avec Revillod, sont à la rigueur discutables, il s'en trouve d'autres d'une parfaite exactitude que personne n'est autorisé à nier. Revillod, qui dans son excellente thèse inaugurale, soutient une idée absolument opposée à la nôtre, ne peut s'empêcher lui-même d'en signaler quelques-unes : « Elles sont là, dit-il, comme de rares exceptions qui ne doivent changer en rien la règle générale. » Avec Revillod nous reconnaîtrons que ces observations ne sont pas très communes ; à part celles que M. le professeur agrégé Laure a bien voulu nous confier, il nous a bien été donné d'en rencontrer quelques-unes dans les nombreuses collections, mais nous devons ici à l'impartialité de déclarer publiquement qu'elles sont rares eu égard au nombre que nous avons dû parcourir pour les rencontrer. Et arrivé au terme de notre travail nous regrettons de n'avoir pas indiqué combien nous avons été obligé d'en dépouiller pour découvrir celles que nous indiquerons un peu plus tard, de façon à donner par une proportion une idée approximative de leur degré de fréquence.

Quoiqu'il en soit il existe des observations dans lesquelles on voit la tuberculose succéder à la dothiénentérie à n'en pas douter, et quelle que soit la proportion suivant laquelle elles se présentent, nous estimons qu'on en doit tenir compte, et qu'elles ont une signification que nous tâcherons d'examiner. Ce serait, en effet, faire preuve de parti-pris, ce serait agir uniquement d'après un esprit de système que de mettre sur le compte d'erreurs commises toutes les observations qui ne se rapportent pas à l'appréciation qu'on croit juste d'émettre sur certains faits.

Du reste, nous pensons qu'une erreur complète, allant jusqu'au bout, n'est admissible que dans les cas exceptionnels où le médecin non-seulement n'a pas assisté à la naissance de la maladie, mais a encore été privé des renseignements sur l'hérédité et la santé antérieure des malades. Il est bien évident que des antécédents tuberculeux feront toujours penser de préférence à une affection de même nature, sans qu'il soit nécessaire pour cela d'admettre l'antagonisme. Enfin, même dans ces conditions, la méprise quand elle a lieu n'est encore que passagère car l'apparition de certains symptômes plus caractéristiques de la phthisie et les autres signes tirés de l'évolution de la maladie finissent tôt ou tard par mettre sur la bonne voie le médecin qui s'était primitivement égaré.

Avant d'aller plus loin nous pensons qu'il ne sera pas inutile de rapporter ici le diagnostic différentiel de la dothiénentérie et de la phthisie aiguë typhoïde.

Ainsi que nous l'avons montré, la phthisie granuleuse typhoïde est très souvent primitive, mais elle complique fréquemment aussi, à n'importe quel moment de son évolution, une tuberculose chronique à laquelle elle met fin : C'est alors, comme le dit Niemeyer, que le phthisique a le malheur de devenir tuberculeux. D'autres fois, la phthisie aiguë typhoïde est l'aboutissant ultime de lésions tuberculeuses latentes, telles que tuberculose isolée du testicule, etc. Mais quel que soit son point de départ, qu'elle soit primitive ou secondaire, comme une fois déclarée, sa marche et son évolution sont les mêmes, nous n'envisagerons pas ces deux cas séparément, le diagnostic différentiel de l'une d'elles se rapportera à l'autre et réciproquement.

La tuberculose aiguë typhoïde débute en général avec moins de brusquerie, moins de soudaineté que la dothiénentérie ; ses prodrômes sont plus lents, comme dans la dothiénentérie le malade accuse des malaises, de la pesanteur de tête, il est courbaturé, il a de la céphalalgie mais elle est moins vive que dans la fièvre typhoïde. Il y a des épistaxis, du catarrhe bronchique, le patient est triste, il cherche la solitude ; son sommeil est agité et troublé de rêvasseries. Ces prodrômes comme on le voit sont à peu près les mêmes dans les deux affections, un seul caractère les distingue c'est la lenteur avec laquelle ils se succèdent dans la phthisie aiguë, on dirait parfois que la maladie a de la peine à s'affirmer. Dans certaines circonstances, le début se fait par poussées successives coupées d'intermittences pendant lesquelles le malade reste triste, mais n'éprouve aucunes souffrances. D'après Lereboullet, cité dans le dictionnaire de Jaccoud, il y aurait dès le début des signes d'adénopathie bronchique à laquelle se joindrait quelquefois de l'adénopathie cervicale.

La durée de cette période prodromique est des plus variable, tantôt elle se termine en huit ou douze jours, tantôt elle se prolonge pendant plusieurs semaines et même plusieurs mois pendant lesquels le malade n'accuse d'autres symptômes qu'un peu de dyspné, une fièvre légère, irrégulière, apparaissant surtout le soir et disparaissant le matin. Ajoutons à cela que dans le plus grand nombre des cas l'amaigrissement est plus précoce et beaucoup plus marqué dans la phthisie aiguë ; parfois même il commence à se manifester avant le début de la maladie. Dans la dothiénentérie au contraire l'amaigrissement marche parallèlement à l'évolution de l'affection.

Pendant la période d'état la stupeur et la prostration sont moins prononcées que dans la dothiénentérie, le malade se désintéresse moins de ce qui se passe autour de lui, il répond volontiers aux questions qui lui sont posées, il paraît moins égaré. La céphalalgie est moins intense et plus diffuse, elle n'affecte aucune région en particulier, très-souvent elle se présente avec des alternatives de rémission et d'exacerbation. Le délire quand il existe est moins violent, il ne survient le plus habituellement qu'à la fin de la maladie, c'est, (*Dict. de Jaccoud*), un délire ultime qui a pour caractère particulier de n'exister que pendant la nuit, il peut être accompagné de bourdonnements d'oreilles et de vertiges.

L'adynamie est en général moins marquée dans la phthisie aiguë typhoïde, les soubresauts de tendons y sont moins fréquents. La vue est assez souvent altérée, on ne devra jamais manquer d'examiner l'œil à l'ophthalmoscope car ce trouble visuel peut être dû, ainsi que l'a fait remarquer Conheim, à un dépôt de granulations tuberculeuses sur la choroïde.

Bouchut signale une hyperesthésie thoracique qui d'après lui n'existerait jamais au même degré dans la dothiénentérie. Cette hyperesthésie serait produite par une lésion granuleuse de la plèvre qui se manifesterait par des douleurs parfois assez vives au niveau du tégument externe de la paroi thoracique.

Empis de son côté a signalé une hyperesthésie cutanée particulière qu'il explique par la présence de granulations au niveau des méninges : cette hyperesthésie ne se rencontrerait d'après lui dans aucune autre maladie à forme typhoïde.

Mais le caractère différentiel fondamental de cette période est fourni par les rémissions des phénomènes douloureux, et lorsqu'on a le bonheur de les rencontrer, elles suffisent presqu'à elles seules à fixer le diagnostic de granulie ou phthisie aiguë.

On a prétendu que l'appétit était souvent conservé dans la granulie aiguë à forme typhoïde même avec les fuliginosités de la langue, mais ce caractère n'est pas constant, Laveran, cité dans le *Dictionnaire de Jaccoud* a constaté plusieurs fois de l'inappétence dès le début. On a dit aussi que les vomissements se rencontraient surtout dans la phthisie aiguë à forme typhoïde, cependant ils peuvent manquer, et avec Jaccoud nous croyons qu'ils n'existent que lorsque des granulations ou quelqu'autre localisation tuberculeuse s'est fixée sur le péritoine, l'intestin, ou les méninges. La constipation est plus habituelle dans la phthisie aiguë, cependant on peut aussi rencontrer de la diarrhée accompagnée de selles jaune ocre mais ce dernier symptôme est ici l'exception, tandis qu'il est la règle dans la dothiénentérie. Il en serait de même pour l'hémorrhagie intestinale qui peut se rencontrer exceptionnellement dans la phthisie aiguë.

Le météorisme abdominal se rencontre moins souvent aussi que dans la dothiénentérie. Le foie ne fournit ici aucun signe important, il est congestionné dans les deux affections ; mais il n'en n'est pas de même pour la rate, qui est volumineuse et douloureuse à la pression, à cause de la splénite produite par la présence de quelques tubercules dans le parenchyme.

On a affirmé qu'une albuminurie persistante devait emporter la conviction de phthisie aiguë typhoïde, il n'y a cependant rien d'absolu. Legraux, Robin, Gubler ont montré qu'on pouvait rencontrer des quantités assez considérables d'albumine dès le début de la dothiénentérie.

Pour ce qui est des poumons, il n'y a à peu près pas de signes appartenant en propre à l'une ou à l'autre de ces deux affections, ce qu'on devra rechercher avant tout, c'est la fixité des bruits pulmonaires, et leur localisation dans telle ou telle partie de l'organe. Une expiration un peu rude et prolongée, quelques râles fins et persistants, surtout s'ils siègent au sommet devront faire pencher la balance du côté de la phthisie aiguë, surtout si de la submatité des sommets vient encore compléter la symptômatologie.

L'expectoration est un peu différente dans les deux affections. Dans la bronchite de nature typhoïde, les crachats sont assez rares et comme dans toutes les bronchites un peu intenses, ils sont blancs et spumeux, et si parfois il s'y trouve mêlé un peu de sang, il sera dû à des reliquats de caillots sanguins détachés des fosses nasales après les épistaxis, c'est assez dire quelle sera la couleur de ce sang qui ne ressemblera en rien à celui de l'expectoration à la fois spumeuse et rouge vermillon de la phthisie aiguë. Si on se trouve en présence d'une phthisie chronique devenue subitement aiguë, l'expectoration sera plus abondante que dans la bronchite de la dothiénentérie.

Dans l'une et dans l'autre de ces affections on peut rencontrer des hémorrhagies au niveau de l'intestin, du poumon ou même de la peau, mais dans la phthisie elles sont le plus ordinairement pulmonaires et apparaissent à une époque plus éloignée du début. Dans la dothiénentérie elles sont nasales ou intestinales, les premières font le plus habituellement partie des prodromes, les secondes se rencontrent dans le cours de la maladie ; elles peuvent quelquefois se produire assez tard et apparaître même pendant la convalescence. La tendance aux hémorrhagies est beaucoup plus accusée dans la dothiénentérie, on dirait que le sang a été frappé par le virus typhique dès le début de l'affection. Il n'est pas nécessaire d'ajouter que si la fièvre typhoïde guérit assez souvent, la phthisie aiguë se termine à peu près toujours par la mort.

Arrivons enfin à la température, c'est elle qui nous fournira les signes les plus précieux pour distinguer ces deux maladies. La courbe thermométrique est absolument différente au début dans l'une et dans l'autre affection. Dans la dothiénentérie, la température n'atteint pas subitement, brusquement, en une seule fois les degrés supérieurs de l'échelle, mais elle s'élève d'une façon constamment régulière et progressive; après chaque rémission du matin, l'exacerbation vespérale dépasse de quelques dixièmes de degré le point culminant correspondant à l'exacerbation de la veille. Ce n'est que peu à peu que la courbe atteint la hauteur de 40 à 41 degrés. Une fois ce degré atteint, la température s'y maintient pendant un certain nombre de jours, coupée simplement par les rémissions plus ou moins prononcées du matin, c'est la période des oscillations qui dure pendant toute l'évolution de la maladie. La chute se fait de même que l'ascension, c'est-à-dire lentement et progressivement.

Etudions maintenant la température dans la phthisie aiguë. D'après Colin, la courbe thermique atteindrait d'emblée son maximum et s'y maintient avec quelques oscillations pendant tout le cours de l'affection. Jaccoud prétend que cette proposition est trop générale et ne s'applique pas à tous les cas.

Nous avons vu que la rémission dans la dothiénentérie se faisait le matin ; d'après Brunnich de Copenhague (cité par Jaccoud), elle aurait lieu le soir dans la phthisie aiguë, c'est ce que l'auteur appelle le type inverse, qui ne se rencontrerait que très rarement dans les autres maladies. D'après Rochard (art. *pht. Dict. de Jaccoud*), le type inverse ne se montrerait pas non plus dans tous les cas de phthisie aiguë.

D'après Ch. Bouchard, (cité par Jacoud, Dict. art. phth.), l'élévation thermique se ferait dans la phthisie aiguë suivant deux types principaux; le plus fréquent est celui où l'élévation de la température est plus continu que dans la dothiénentérie et sans rémission matinale bien marquée, l'autre est plus intermittent, il se compose d'accès irréguliers dans leur durée et leur périodicité, souvent terminés par sueurs profuses. Le dernier type appartient surtout à la phthisie aiguë typhoïde.

Enfin, la fréquence du pouls marche de pair avec la température dans la granulie, ce qui est loin d'être la règle dans la dothiénentérie.

Comme on le voit, il n'y a pas de caractères pathognomoniques de l'une ou de l'autre de ces deux affections, la différence est tout entière dans l'ensemble, dans la marche plus régulière et plus continue, dans la dothiénentérie; plus irrégulière, coupée de températures alternativement élevées ou s'écartant peu de la température normale dans la granulie.

Dans la méningite tuberculeuse, les vomissements sont plus urgents, la langue est plus sèche que dans la plupart des dothiénentéries accompagnées de symptômes cérébraux. La température est également très différente : dans la méningite elle peut tomber subitement et rester normale pendant plusieurs jours, tandis que les autres symptômes s'aggravent. Parfois la température tombe à la fin, tandis que le pouls s'élève ; il ne se passe rien de semblable dans la fièvre typhoïde. La constipation est ici très opiniâtre. Si parfois cependant il y a de la diarrhée, les selles n'ont pas la couleur jaune ocre ; l'abdomen est contracté, non douloureux, au lieu d'être distendu et tympanique comme dans la fièvre typhoïde.

Dans la méningite, on ne rencontre généralement pas de dilatation de la rate, ni hémorrhagie interne, ni épistaxis ; la céphalalgie y est par contre beaucoup plus intense et persiste après le délire, il y a de la photophobie, des paralysies partielles, de l'irrégularité dans la respiration ; le malade est plus irritable ; enfin, si on examine l'œil à l'ophthalmoscope, on pourra trouver des tubercules sur la choroïde.

Nous allons montrer maintenant que la fièvre typhoïde peut se développer chez les tuberculeux et pour cela nous allons indiquer quelques observations.

Observations de fièvre typhoïde développée chez les tuberculeux

OBSERVATION I

Empruntée à la thèse de Revillod. Paris, 1865, p. 38.

Picard entre en été 1862, à la salle Saint-Benjamin, avec des signes de tuberculisation commençante des sommets. Après quelques jours passés dans la salle, on l'envoie à l'établissement de convalescence, pensant qu'il tirerait meilleur profit d'un séjour à la campagne. Il rentra en 1863 avec une fièvre typhoïde bien caractérisée, dont il est inutile de donner le détail. Elle suit sa marche habituelle et affecte une forme régulière et bénigne. Mais les symptômes thoraciques (bulles sibilantes, souffles aux sommets) sont très marqués. On aurait pu supposer dans ce cas ou bien une recrudescence de tuberculisation à forme typhoïde ou une véritable dothiénentérie réveillant d'anciens tubercules, et les faisant marcher d'une façon rapide. Eh bien! il n'en a rien été; ce jeune phthisique a eu la pyrexie spécifique, accompagnée de sa bronchite également spécifique. La convalescence s'établit très franchement; tous les signes constatés à l'auscultation disparaissent, sauf un peu de souffle doux dans les fosses susépineuses et de matité. L'enfant est renvoyé à la campagne, dans un état satisfaisant.

OBSERVATION II

Empruntée également à Revillod.

Viron, âgé de 4 ans. Entré le 24 juin dans la salle Saint-Joseph. Les antécédents donnés par les parents disent que depuis 7 à 8 mois l'enfant est en proie à une petite fièvre lente; il est pâle, amaigri, alité depuis huit jours seulement: la fièvre est devenue plus intense. Voici les symptômes: diarrhée, agitation, épistaxis, douleurs épigastriques et abdominales; pas de toux, pas de céphalalgie, langue blanche, noire au milieu, rouge sur les bords, ventre ballonné, gargouillement iléo-coxal, taches. Les mêmes symptômes persistent jusqu'au 16e jour, la maladie, puis les symptômes paraissent diminuer d'intensité. Le 19e jour, petite recrudescence; diarrhée plus abondante, qui diminue et s'arrête bientôt. Le 28e jour il est considéré comme guéri. Pendant tout le cours de cette dothiénentérie on n'a jamais remarqué de bruit anormal dans les poumons; le 27 juillet, il s'en va à la Roche-Guyon, établissement de convalescence, dans un état de santé qui ne laisse rien à désirer. Il y reste le mois d'août, revient à Paris, reste une huitaine de jours chez ses parents et rentre salle Benjamin, le 14 septembre, où il se présente avec tous les caractères d'une phthisie aiguë dont il mourut quelques jours après. A l'autopsie, nous avons trouvé, dit Revillod, les poumons, les ganglions lymphatiques, la rate, remplis de masses tuberculeuses, tubercules miliaires, granulations grises. L'intestin grêle en contenait également dans l'épaisseur de la muqueuse et sur les plaques de Peyer : celles-ci tranchaient sur le reste de la muqueuse par leur couleur, et présentaient, sur leur périphérie, de petites surfaces lisses nacrées, qui témoignaient bien de l'existence d'anciennes ulcérations maintenant cicatrisées.

Voilà donc un enfant qui a été pris de fièvre typhoïde tout en étant en puissance de tubercules. A l'époque de son premier accès fébrile les poumons ont été examinés avec le plus grand soin, et l'auscultation n'a absolument révélé aucune lésion matérielle. Ausculté par des esprits prévenus en faveur de l'antagonisme de la tuberculose et de la fièvre typhoïde, cette observation contradictoire n'a que plus de valeur, et l'aveu qu'ils en ont fait doit être considéré comme l'expression sincère de la vérité. Moins que tout autre, ils étaient exposés à se tromper, poursuivis qu'ils étaient par le désir de rencontrer des cas favorables à leurs idées sur l'antagonisme de ces deux maladies.

OBSERVATION III

Empruntée aux Cliniques de Chomel (Fièvres typhoïdes), p. 381.

Le nommé Fuliquier, âgé de 26 ans, commissionnaire, demeurant à Paris depuis 14 mois, a constamment joui d'une bonne santé. Le 1er janvier 1832, il est pris subitement, et sans cause appréciable, de céphalalgie, courbatures générales, fièvre, chaleur qui l'obligent à garder le lit. Au bout de quelques jours il se joint à ces symptômes de la diarrhée : deux ou trois selles dans les 24 h. et quelques épistaxis. Le 10 janvier il est couché salle Sainte-Madeleine n° 33, après avoir été saigné une fois chez lui.

Le 11° jour, décubitus dorsal, le malade ne peut s'asseoir, parole embarrassée, réponses lentes mais justes, bouche sèche, langue couverte d'un enduit épais de mucus brunâtre, déglutition facile, ventre distendu, sonore dans toute son étendue, douloureux à la pression dans la région iliaque droite, parsemé de taches rosées lenticulaires, selles liquides, chaleur âcre, pouls 96 petit, prostration complète, délire, soubresauts tendineux.

Le 19e jour, selles chargées de sang, mort le 21e jour.

Le poumon gauche ne présente rien d'extraordinaire ; au sommet *droit*, *caverne* capable de loger une noix, cette caverne est entourée de granulations demi-transparentes.

Lésions intestinales de la fièvre typhoïde, plaques de Peyer ulcérées, saillantes, ganglions mésentériques des deux derniers pieds de l'intestin sont gros comme de petites noix, ils sont rouges et ramollis.

OBSERVATION IV

Prise dans le même ouvrage, p. 81.

Pean, 18 ans, terrassier, n'est pas fortement constitué, habite Paris depuis huit mois, n'a jamais eu d'autres maladies qu'une fluxion de poitrine; meurt le dixième jour d'une fièvre typhoïde, et à l'autopsie, avec les lésions de la fièvre typhoïde, on trouve :

Poumon droit enveloppé dans sa totalité d'une poche membraneuse adhérente aussi à la plèvre costale; il n'est pas crépitant et paraît comme caséfié. Au sommet, tubercule crétacé, en partie dur, en partie mou, l'autre poumon est sain. ganglions mésentériques gros, quelques-uns sont rouges, d'autres gris avec commencement de suppuration et de ramollissement.

OBSERVATION V

Présentée à la Société de Médecine des Hôpitaux, par Cornil, 1872.
t. 9, 2e série, p. 91.
(Recueillie par Joseph Cazalis, interne des Hôpitaux).

FIÈVRE TYPHOÏDE. — SUBDÉLIRIUM ET ANÉMIE EXTRÊME PENDANT LA CONVALESCENCE. RECHUTE FÉBRILE ACCOMPAGNÉE DE TOUS LES SYMPTÔMES DE LA FIÈVRE TYPHOÏDE. MORT, AUTOPSIE, CICATRICES ARDOISÉES DES PLAQUES DE PEYER. GASTRITE ET ENTÉRO-COLITE CATARRHALES. TUBERCULISATION DES POUMONS. DÉGÉNÉRESCENCE GRAISSEUSE DU FOIE, DES REINS ET DU MUSCLE CARDIAQUE.

L... (Louise), âgée de 38 ans, entrée le 12 décembre 1871, à l'Hôtel-Dieu, salle St-Bernard, n° 23.

Cette femme, au premier janvier, était en convalescence d'une fièvre typhoïde d'une grande intensité : cette affection avait été diagnostiquée et traitée par Guenau de Mussy. Quoi qu'elle fut alors dans un état apyrétique complet, elle conservait un délire tranquille, un désordre d'idée qui rappelait absolument les rêvasseries du subdélirium typhique ; la maigreur, la faiblesse étaient considérables : la coloration de la peau pâle avec une teinte subictérique, qui fonçait de jour en jour. Cependant l'appétit était bon, les digestions étaient régulières.

Le 17 Janvier, la malade fut prise de frisson suivi de fièvre vive, le pouls, le soir, était à 132 ; on notait de la céphalalgie, des nausées, des douleurs abdominales, une courbature générale ; la figure exprimait la souffrance et l'abattement. Un vomitif amena une abondante évacuation de matières bilieuses.

Les jours suivants la malade va mieux, l'intelligence reprend sa netteté, elle exprime des craintes sur l'avenir, mais la nuit le délire est continu, il y a insomnie et agitation ; diarrhée, météorisme abdominal, langue sèche, rouge à la pointe et sur les bords ; la poitrine offre à l'auscultation des râles sonores. La fièvre est continue, avec exacerbations vespérales marquées ; l'amaigrissement est sensible.

Le 23 Janvier. Diarrhée plus abondante, il y a du gargouillement, une éruption de taches rosées lenticulaires, un délire continu, plus fort la nuit. Quinquina, bismuth.

Le 24 Janvier. Délire plus accusé, la malade n'a pas eu de selles depuis 24 h.

Le 25 Janvier. Débâcle à la suite d'une verrée d'eau de Sedlitz, affaissement, céphalalgie, délire tranquille, la malade ne peut presque plus remuer les bras, pouls petit à 112. Potion de Tôdd à 40 gr.

Pendant les 3 jours qui suivent, amendement des symptômes, diarrhée moins forte, langue humide, délire modéré, peau sèche et chaude.

Le 30 Janvier. Immense faiblesse, peu de délire, peu de diarrhée, quelques râles sonores dans la poitrine, pouls à 112.

Le 31 Janvier. Constipation, la malade a vomi ses aliments, point de côté à gauche, râles sonores abondants et quelques râles sous-crépitants vers les bases. Les jours suivants, diarrhée, délire tranquille la nuit, pouls à 120 le matin, les râles persistent, maigreur extrême.

Le 5 Février. Même état, vomissement des aliments, les râles sonores ne disparaissent pas.

Du 6 au 9. Mieux notable, intelligence nette, pouls 96, poumons à peu près vides de râles ; diarrhée, l'appétit est bon. Souffle au cœur à la base et au premier temps, diarrhée.

Les jours suivants, même état, vomissements alimentaires, la diarrhée persiste.

Le 21 Février. Les vomissements ont disparu, les digestions restent cependant laborieuses, il n'y a plus de râles dans la poitrine.

Le 23 Février. Vomissements, diarrhée abondante, douleurs abdominales intenses, le soir la fièvre est forte.

L'affaissement augmente chaque jour, la malade se décourage, le pouls varie de 112 à 120, elle prend de la glace, les vomissements persistent, la température s'abaisse, surdité, bourdonnement d'oreilles, la vue s'affaiblit. *Mort le 8 mars au soir.*

L'examen des urines pratiqué les derniers jours n'a pas décelé de traces d'albumine.

Autopsie. — *Poumon droit.* Pâleur de tout le poumon : adhérences du lobe supérieur à la paroi thoracique ; on trouve dans ce lobe *quelques noyaux indurés* qui présentent des granulations grises opaques, entourées de pneumonie ardoisée. Sur la surface de la plèvre, on observe également quelques granulations saillantes, les unes situées dans le poumon lui-même, les autres dans des fausses membranes pleurétiques, molles et récentes. Le lobe inférieur est congestionné.

Poumon gauche. Le lobe supérieur, en partie emphysémateux, présente un petit nombre de noyaux indurés semblables à ceux du poumon opposé. Il existe dans ce lobe une cavité creusée dans le tissu pulmonaire, et présentant des débris flottants de ce tissu ; il n'y a pas d'aduse gangreneuse ; cette cavité a le volume d'une grosse noisette ; on trouve quelques granulations grises dans l'étendue du poumon.

Cœur petit, paraît normal.

Foie énorme, absolument graisseux, teinte uniforme, jaune clair.

Rate rouge, normale.

Reins gras, très anémiés, la capsule se détache difficilement, la substance corticale est hypertrophiée et jaunâtre.

Le gros intestin est fortement congestionné et présente de petites ecchymoses sur tous les plis saillants de la muqueuse ; cette congestion est surtout prononcée à la partie inférieure du rectum. Il n'y a ni ulcérations, ni tubercules.

Intestin grêle. Près de la valvule de Bauhin, les premières plaques de Peyer ont une coloration ardoisée, présentent un état irrégulier, foncé, cicatriciel : un peu plus loin, à 15 centimètre de la valvule, une plaque bien isolée présente une dépression de sa surface qui se trouve au-dessous du niveau de la muqueuse voisine ; cette plaque est encore remarquable par un état mamelonné, une teinte ardoisée plus marquée que sur les autres ; à la surface du péritoine qui correspond à cette plaque, on trouve de petites fausses membranes fébrineuses adhérant au péritoine, qui offre en ce point une injection et une distension de ses vaisseaux. L'intestin dans le reste de son étendue présente une congestion des plus intenses, les plaques de Peyer présentent toutes une dépression et une cicatrisation qui s'accompagnent de la teinte ardoisée ; aucune de ces plaques ne semble avoir échappé à la lésion, et toutes paraissent avoir été affectées en même temps.

A la surface de ces plaques pas plus que sur le reste de la muqueuse intestinale *on ne trouve de tubercules.* Il n'y en n'a pas non plus sur le péritoine.

Les ganglions mésentériques sont peu volumineux, sauf ceux qui avoisinent le cœcum qui sont rouges ou noirs et un peu gros.

L'estomac ne présente rien de particulier, sinon qu'à la surface interne du grand cul-de-sac on observe de nombreuses vésicules de la grosseur d'une tête d'épingle.

Le cerveau n'a pas été examiné.

Examen microscopique. — *Intestin grêle.* — Étendu sur des plaques de liège et durci dans de l'alcool, nous a permis d'étudier les lésions des plaques de Peyer à l'aide de sections perpendiculaires à leur surface. Ces plaques présentent à leur surface des dépressions superficielles en cupules, et l'ensemble de la plaque est déprimé de telle sorte que les parties saines de l'intestin sont plus épaisses que la plaque elle-même. Les sections minces qui les comprennent, suivant leur diamètre en même temps que l'intestin normal, montrent les particularités suivantes :

1° Sur l'intestin normal, les villosités dont les vaisseaux sont remplis de sang, et les glandes en tubes ; 2° au niveau de la plaque, la couche superficielle de l'intestin fait défaut ; il n'y a ni villosités, ni glandes en tube, ni follicules clos, mais seulement un tissu embryonnaire composé de petits éléments sphériques très nombreux, séparés par des fibrilles minces. Un certain nombre de ces éléments, surtout autour des vaisseaux qui sont dilatés, et dans la couche profonde de ce tissu, contiennent du pigment noir. Ce tissu se limite à la surface de la plaque par une ligne nette, onduleuse, parce qu'elle s'abaisse au niveau des petites dépressions cupuliformes mentionnées plus haut. Les deux couches de faisceaux musculaires longitudinaux et annulaires présentent entre les faisceaux une plus grande quantité d'éléments qu'à l'état normal. Nulle part on ne trouve ces préparations d'agglomérations de ces éléments sous forme de nodules, ni de dégénérescences granulograisseuses qui puissent se reporter à des granulations tuberculeuses.

Le gros intestin et l'estomac sont extrêmement congestionnés ; les vésicules visibles à l'œil nu sur la muqueuse stomacale sont des glandes en tube distendues et transformées en vésicules closes. Elles contiennent des cellules sphériques dans leur intérieur et elles sont tapissées d'une couche de cellules cylindriques implantées sur la paroi interne.

Le foie présente une dégénérescence graisseuse complète de ses îlots.

Les fibres musculaires du cœur sont aussi en dégénérescence graisseuse, on y trouve dans les faisceaux musculaires, des rangées de granulations brillantes qui ne pâlissent nullement par l'acide acétique.

Ce n'est qu'à la fin de la maladie que se sont accusés les signes d'une affection pulmonaire, la toux, les crachats muco-purulents. Nous avons à cette période ausculté la poitrine sans trouver de signes bien manifestes de phthisie et cependant nous avions hasardé ce diagnostic. La caverne trouvée à l'autopsie était en voie de formation comme le prouve sa surface tomenteuse et son contenu : plusieurs des granulations tuberculeuses étaient récentes; mais il y avait aussi au sommet des poumons des noyaux durs et ardoisés plus anciens.

Par cette comparaison des symptômes et des altérations organiques, il est donc logique d'admettre la succession des phénomènes morbides ainsi qu'il suit :

1° Une fièvre typhoïde grave.

2° Une rechute de fièvre à symptômes typhoïdes causée par un catarrhe ileo-colique de la plus grande intensité.

3° Une éruption tuberculeuse discrète dans les poumons ayant eu autrefois une atteinte de même nature.

Quant à l'antagonisme de la fièvre typhoïde et de la phthisie, nous ne croyons pas plus aujourd'hui que lors de l'impression de notre monographie faite en commun avec Herard sur la phthisie, qu'on puisse l'admettre d'une façon absolue, surtout en ce qui touche la lésion anatomique. Notre observation est une preuve de la succession des tubercules pulmonaires à la fièvre typhoïde et de leur coïncidence. (Cornil, *Société de médecine des hôpitaux*, t. 9, 2° série, p. 91.)

OBSERVATION VI

Emprunte à Forget.

Femme 30 ans, constitution moyenne, lymphatique, couturière. Entrée le 1er Mars 1839.

Il y a 11 jours, elle fut prise de frissons, suivis de fièvre, abattement, bouche amère, nausées, etc.

Etat actuel — Anorexie, soif, langue chargée, bouche amère, nausées, diarrhée. Pouls large, 92. Abattement, expres sion d'indifférence, sans stupeur, toux, rien cependant à l'auscultation.

2 Mars. Langue sale, tendant à se sécher, gargouillement dans le flanc droit; selles liquides. Pouls large, résistant 112, peau chaude, toux légère, quelques râles sibilants.

3 Mars. Même état, taches lenticulaires sur l'abdomen.

5 Mars. Langue chargée, ventre douloureux, gargouillement, 3 selles, vertiges, un peu de surdité, pouls fréquent, taches rosées, toux fréquente, sibilance thoracique disséminée.

8 Mars. Facies typhoïde, météorisme, douleur dans le flanc droit, plusieurs selles involontaires, peau chaude.

Même état les jours suivants.

21 Mars. Légère amélioration, langue humide, abdomen normal, pas de diarrhée, appétit. Facies meilleur, surdité disparue, pouls fréquent et large. Sibilance thoracique, pas de toux.

Les jours suivants le mieux se maintient. Quelques vomissements.

30 Mars. Toux fréquente, quelques crachats muqueux, striés de sang, matité sous-claviculaire gauche, avec râles muqueux sibilants.

Dans les premiers jours d'avril, le sang disparaît des crachats, un peu de diarrhée se déclare, langue sèche de nouveau.

12 Avril. Quelques vomissements, diarrhée abondante, pouls fréquent, irrégulier.

Les jours suivants, persistance de ces symptômes : la douleur, l'affaissement augmentent.

17 Avril. Cris continuels, subdélire, abdomen douloureux, diarrhée, ulcération au sacrum.

Le 18, affaissement progressif, mort 2 mois après l'invasion de l'entérite folliculeuse.

Nécropsie. — Poumon gauche généralement induré, friable, le sommet est farci de tubercules à divers degrés; au centre de cette masse existent des cavernes remplies de pus, à la base tissu pulmonaire sain et crépitant.

Au sommet existent des apparences de cicatrices foncées,

autour desquelles le tissu pulmonaire est induré; on y rencontre une masse de tubercules agglomérés. — Cœur normal.

Abdomen. — Muqueuse stomacale injectée et rosée. L'intestin grêle est phlogosé dans toute sa longueur. En approchant du cœcum on rencontre plusieurs ulcérations régulières faites comme par un emporte-pièce ; il en est 5 ou 6 dont le fond est constitué par la simple épaisseur du péritoine. Ces ulcères paraissent en voie de cicatrisation ou même cicatrisés. Le gros intestin est fortement injecté, sans ulcération.

Ainsi que le fait remarquer Forget, il s'agit bien ici d'une fièvre typhoïde sévissant chez un sujet tuberculeux; la dothiénentérie marchait vers la guérison lorsque le 21 mars et le 30, une hémoptysie révéla l'existence d'une phthisie, qui évolua ensuite. La mort doit être attribuée à l'entérite folliculeuse.

Quant aux ulcères intestinaux, leur siège exclusif, leur aspect ne permettraient pas, d'après Forget, de les considérer comme tuberculeux.

Nous ferons remarquer toutefois que la fièvre typhoïde, qui dans ce cas paraît bien avoir débuté chez un tuberculeux, loin de faire passer les tubercules à l'état crétacé, comme l'ont prétendu certains auteurs, n'a fait qu'accélérer leur évolution.

OBSERVATION VII

Empruntée à Gaillard, interne de M. Hayem.
(*Union médicale,* 21 Sept. 1880. p. 481.)

Hippolyte Rocourt, 42 ans, concierge, entre le 26 février 1880, dans le service de M. Hayem, hôpital Saint-Antoine, salle Saint-Louis, n° 18.

Il n a jamais eu de maladie grave et n'a pas fait d'excès

alcooliques. — Le 27 janvier, il est pris subitement de frissons et de courbature, sans céphalalgie bien intense, sans épistaxis. — La faiblesse augmentant, il ne tarda pas à être alité.

A partir de ce moment, diarrhée intense, 10 ou 12 selles par jour, cette diarrhée diminua peu à peu au bout de deux ou trois semaines. Les douleurs du ventre ne paraissaient pas avoir été vives; le patient dit avoir eu la bouche très-sèche.

Le médecin de la ville porta le diagnostic de fièvre typhoïde, mais c'est seulement après un mois de maladie que le sujet se décida à se faire apporter à l'hôpital.

État actuel. — Le malade est pâle, faible, amaigri à l'excès, il répond à peine aux questions qui lui sont posées. — Pas de douleurs abdominales, pas de gargouillement dans la fosse iliaque. — La constipation a remplacée la diarrhée. — Langue sèche, sensation de brûlure à la gorge. — La toux est fréquente, l'expectoration, très abondante, est muco-purulente ou simplement muqueuse ocrée avec quelques filets sanguins. P. 92. — T. 39,2.

Thorax. — A la percussion, la sonorité est un peu affaiblie en avant, mais il n'y a pas de râles de bronchite. — En arrière matité, aux deux sommets dans les fosses sus et sous-épineuses; dans ces points la respiration est rude, il n'y a pas de gargouillement, mais seulement des râles sous-crépitants peu abondants. Râles et bronchite aux bases.

En présence des symptômes existants, M. Hayem déclare que le sujet a pu être atteint, chez lui, de fièvre typhoïde, mais qu'actuellement nous sommes en présence d'une cachexie tuberculeuse.

1er Mars. — L'état est à peu près le même. Langue toujours sèche, inappétence absolue, faiblesse excessive. La toux fréquente s'accompagne de crachats muco-purulents nageant dans un liquide clair ocré, les signes physiques n'ont pas varié; il n'y a ni souffle caverneux, ni gargouillement, la fièvre persiste. T. 39,4 le matin.

2 Mars. T. 39,4 le soir.

3 Mars. T. 38,4 le matin; 39,2 le soir.

4 Mars. T. 38,4 le matin; 38,8 le soir.

5 Mars. T. 38,4 le matin; 39 le soir.

6 Mars. T. 38,6 le matin; 38,8 le soir.

7 Mars. T. 38,4 le matin; 38,6 le soir.

8 Mars. La diarrhée ne s'est pas reproduite. La faiblesse augmente encore. Le malade reste immobile dans le décubitus dorsal. Matin, 38,6. — Soir 39,6. P. 100.

9 Mars. T. 38, le matin; 38,6 le soir.

10 Mars. Sueurs profuses, sulfate d'atropine, 1 m. m. — T. 37,6 le matin, 38,6 le soir.

11 Mars. T. 37,4 le matin, 38,2 le soir.

12 Mars. Les sueurs persistent. Même expectoration, même faiblesse. La langue est toujours sèche. T. 37. P. 104. La terminaison fatale paraît prochaine. Soir T 38,8.

13 T. 38,2, le matin, 38,6 le soir.

14 T. 38,2 le matin, 38,6 le soir.

15 T. 38. Mort dans l'après midi.

Autopsie. — Révèle l'existence de lésions pulmonaires très étendues, et de lésions intestinales presque guéries.

Intestins. — Les lésions intestinales siègent dans la dernière partie de l'intestin grêle et au cœur. Les cinq ou six dernières plaques de Payer sont noirâtres avec le piqueté de la barbe rarement faite. On ne trouve que deux ulcérations, l'une au voisinage de la valvule, sur une plaque de Payer, avec les dimensions d'une pièce de 50 cent., à bords noirâtres, à fond gris; l'autre, un peu plus haut, siégeant également sur une plaque à bords irréguliers, un peu plus grande que la première. Les bords de ces ulcérations ne sont que fort peu tuméfiés. Çà et là on voit quelques points ecchymotiques correspondant aux follicules clos isolés. — L'appendice iléo-coxal présente un piqueté noirâtre sans ulcération. La muqueuse du gros intestin est rosée avec quelques points ecchymotiques. Les ganglions mésentériques sont hypertrophiés; nulle part de *tubercules* à la surface de l'intestin ni au péritoine.

Poumons. — Les deux sommets sont absolument adhérents et ne peuvent être enlevés sans déchirures partielles. Le gauche est creusé d'une cavernule qui pourrait loger une noix et de trois autres cavernules plus petites. Le lobe inférieur gauche est congestionné. A droite, nous trouvons, au sommet, une caverne pouvant admettre une orange, caverne à parois ramollies et traversée par des brides ; tout le reste du lobe supérieur est infiltré de tubercules miliaires. Le lobe inférieur est engoué!

Cœur . — Le cœur a diminué de consistance et de fermeté. Dans le ventricule droit se trouve un caillot fibrineux. Le cœur gauche a une paroi d'épaisseur normale ; son muscle est visiblement altéré, il a la coloration feuille morte et l'aspect granuleux à la coupe. Quelques grains athéromateux font une saillie légère à l'origine de l'aorte. Les lésions valvulaires manquent.

Rate à volume normal, sa pulpe est en bouillie.

Foie, rein, cerveau normaux, pas de tubercules.

Cette observation nous montre un tuberculeux, chez lequel une fièvre typhoïde a évolué normalement, cette fièvre typhoïde avait même guéri, puisque les lésions intestinales avaient presque complètement disparu, mais le patient n'a pu faire les frais de la convalescence ; la diathèse tuberculeuse a progressé rapidement et a occasionné la mort.

OBSERVATION VIII

Parmi les nombreuses observations de fièvres typhoïdes que M. le professeur Laure a si généreusement mis à notre disposition et qu'il a eu l'occasion de recueillir pendant la campagne de France 1870-71, nous en trouvons une qui nous semble assez confirmer les idées que nous avons émises dans notre travail sur l'antagonisme. Nous allons la rapporter ici, bien que dans ces jours néfastes l'examen microscopique n'ait pu être pratiqué. Nous indiquerons simplement le résultat de l'autopsie ; le malade n'étant entré à l'ambulance que trois jours avant sa mort, il n'a pas été possible de suivre pas à pas les différentes phases de l'évolution de la maladie ; c'est donc plutôt par conséquent d'un diagnostic rétrospectif que d'un diagnostic sur le vivant qu'il s'agit ici.

« La poitrine étant ouverte, on trouve dans l'un et l'autre poumon des tubercules, dont la plupart sont passés à l'état cartilagineux ; quelques-uns mêmes sont complètement osseux et présentent un diamètre de 3 à 4 millimètres. — De plus les poumons sont attachés à la plèvre pariétale par des cordons fibrineux en très grand nombre, qu'on est obligé d'inciser pour pouvoir extraire l'organe. Il y a également des adhérences au diaphragme.

Néanmoins l'état tuberculeux n'est pas assez étendu pour qu'on le reconnaisse cause de la mort.

L'intestin grêle est injecté sur une assez grande longueur. Au niveau des plaques de Peyer et des follicules isolés, qui dans ce cas sont très volumineux, on trouve des ulcérations en assez grand nombre, qui toutes présentent les caractères microscopiques des ulcérations typhiques. »

Les ganglions mésentériques sont très volumineux, le foie est graisseux, la rate est très hypertrophiée.

Les quelques observations que nous venons de mentionner nous font voir la fièvre typhoïde évoluant chez les tuberculeux ; la tuberculose n'exclut donc pas par conséquent la dothiénentérie. Cependant, ainsi que nous l'avons déjà dit plus haut, les cas de ce genre ne sont pas très fréquents ; dans tous ceux que nous avons pu rencontrer, il s'agissait bien de sujets tuberculeux ; mais tuberculeux jouissant encore d'une santé relativement satisfaisante ; ils n'étaient pas encore trop épuisés, leur amaigrissement était peu apparent, leurs forces se trouvaient en partie conservées et dans tous les cas ils n'étaient pas arrivés encore à cette période cachectique, où la fièvre hectique s'empare de l'organisme pour toujours. Aussi, tout en nous refusant absolument à admettre l'antagonisme, nous ne serions peut-être pas très éloigné de penser que si les cas de fièvre typhoïde évoluant chez les tuberculeux sont rares, c'est parce que très fréquemment les tuberculeux sont affaiblis dès le début et que la fièvre typhoïde, ainsi que l'a montré Thirial, semble s'attacher de préférence aux constitutions saines et capables d'un certain degré de résistance. En fin de compte, pour nous, ce n'est pas la tuberculose qui exclut la dothiénentérie, mais bien la cachexie, quelle qu'elle soit du reste.

Nous résumerons donc ainsi qu'il suit notre chapitre de l'antagonisme de la dothiénentérie et de la tuberculose.

1° Il n'y a aucune espèce d'antagonisme entre la fièvre typhoïde et la tuberculose.

2° Ce sont les fièvres typhoïdes à longue durée qui produisent ou provoquent le plus volontiers l'apparition des tubercules.

3° Lorsque la fièvre typhoïde produit ou provoque l'apparition du tubercule, ce n'est pas par une action spéciale, particulière au virus typhique, c'est simplement par épuisement et adynamie.

4° Si les cas de tuberculose sont rares après la dothiénentérie, c'est parce que l'état de faiblesse créé par cette dernière affection n'est le plus souvent que très passager.

5° La fièvre typhoïde peut se développer chez les tuberculeux au début, mais à peu près jamais lorsqu'ils sont parvenus à la période cachectique de leur maladie.

6° Ce n'est pas la tuberculose qui exclut la dothiénentérie, mais bien la cachexie quelle qu'elle soit.

7° Se défier de la confusion possible de la phthisie aiguë et de la dothiénentérie.

CONCLUSIONS

1° L'antagonisme en pathologie, tel que le comprenait Boudin, ne doit plus être admis aujourd'hui.

2° La rareté de quelques affections dans certaines contrées ne saurait être attribuée qu'à l'absence des causes telluriques ou climatériques capables de les produire, et nullement à un prétendu antagonisme qui existerait entre elles et les maladies régnantes.

3° L'entraînement et l'acclimatement suffisent à expliquer bien des phénomènes qu'on avait mis tout d'abord sur le compte de l'antagonisme (antagonisme des races).

4° Il faut se garder de confondre avec l'antagonisme les faits pouvant se rattacher à l'idiosyncrasie, c'est-à-dire aux aptitudes particulières de certains individus, de certaines familles à contracter plus spécialement tel ou tel genre d'affection (diathèses, affections héréditaires).

5° L'auto-antagonisme de certaines maladies virulentes est un fait absolument démontré, bien qu'il ne soit pas toujours absolu.

6° Lorsque plusieurs causes pathologiques agissent en même temps sur l'organisme, ce sont celles dont l'influence se fait le plus énergiquement sentir qui impriment leur cachet à la maladie et qui la nomment.

7° Tout ce qui débilite l'organisme peut conduire au tubercule, mais la tuberculose ne confère l'immunité à l'égard de certaines affections qu'autant que le patient se trouve déjà dans la période cachectique de la diathèse.

Nota. — Pour ce qui concerne les conclusions particulières à chaque chapitre — se reporter à la fin de ce chapitre.

BIBLIOTHÈQUE NATIONALE R.F. IMPRIMÉS

11112. — Imp. Waltener et Cie, rue Belle-Cordière, 14. — Lyon.

www.ingramcontent.com/pod-product-compliance
Ingram Content Group UK Ltd.
Pitfield, Milton Keynes, MK11 3LW, UK
UKHW020335230726
13925UKWH00002B/802

9 782013 595858